健康·智慧·生活丛书

家庭小偏方
常见不适一扫光

胡春福 主 编

王振娟 副主编

编委会

张海媛	李玉兰	邃莹	张伟	张志军	姜朋
黄辉	黄建朝	黄艳素	范永坤	赵红瑾	常丽娟
陈涤	贾守琳	李红梅	祝辉	杨丽娜	王雪玲
张羿	曾剑如				

中国纺织出版社

图书在版编目（CIP）数据

家庭小偏方 常见不适一扫光 / 胡春福主编.—北京：中国纺织出版社，2016.10 （2024.1重印）
(健康·智慧·生活丛书)
ISBN 978-7-5180-2945-7

Ⅰ.①家… Ⅱ.①胡… Ⅲ.①常见病–土方–汇编 Ⅳ.①R289.2

中国版本图书馆CIP数据核字（2016）第215974号

责任编辑：樊雅莉　　　责任印制：王艳丽　　　版式设计：苏苏

中国纺织出版社出版发行
地址：北京市朝阳区百子湾东里A407号楼　　邮政编码：100124
销售电话：010-67004422　　　传真：010-87155801
http://www.c-textilep.com
E-mail:faxing@c-textilep.com
中国纺织出版社天猫旗舰店
官方微博 http:weibo.com/2119887771
北京兰星球彩色印刷有限公司印刷　　　各地新华书店经销
2016年10月第1版　2024年1月第4次印刷
开本：710×1000　1/16　印张：13
字数：170千字　　定价：49.80元

前言

在民间，自古就有"小偏方治大病""小小偏方，气死名医"的谚语流传。偏方历经千百年的发展，经过历代医家以及民间的不断实践证实而流传至今。偏方疗效显著，用到的很多材料都是日常生活中随处可见的食物、药材，不仅取材方便，而且易于制作，特别是相对于药物而言副作用小，非常适合居家使用。偏方的疗效真有说的那样玄乎吗？本书将从生活中最常见的小病小痛带你走近偏方，了解偏方，并力求让偏方为您缓痛治病。

本书在编写中具有以下几方面的特点：首先，对每一种疾病都进行了辨证分型。这是因为有很多疾病所表现出来的症状非常相似，但因其引起的病因有所不同，所以在治疗上也要不同对待，避免一个偏方通用到底。只有对症下药，才能做到药到病除。其次，偏方的来源可靠。本书中所有的偏方都是来源于古代医学著作或者是经过实践证实得到的，患者在使用的过程中既安全可靠，又疗效显著。第三，药食结合，治病养生两不误。本书中所选用的偏方，大都是以药食两用的中药材或者是以药材和食材结合的药膳偏方，不仅安全可靠，而且在日常的养生保健中也有非常显著的功效，更容易被广大群众接受。

本书中所列的小偏方，内容丰富，通俗易懂，体例简明，非常贴近生活，患者在使用过程中非常实用。在当今社会广泛注重养生保健的大环境中，家里拥有一本即查即用的调治常见病的小偏方，可谓是生活必备的健康手册。

走进偏方，认识偏方

什么是偏方

偏方也称"土方"，是指那些组方比较简单，药材的种类也不是特别多，而且在日常生活中比较容易就地取材，对某些疾病具有特殊疗效的方剂。偏方通常来自民间又广泛流传于民间，是珍藏于民间的瑰宝。

在中医学漫长的发展岁月中，经过历代医学家的反复摸索和实践，积累了与疾病作斗争的丰富经验，创造了难以计数的有效偏方。偏方既包括纯中草药偏方，又包括食疗偏方和药膳偏方，不管是哪一种，它们都是经过数代人的反复实践、验证、升华和提高得到的，可以说是先人智慧的结晶和民间经验积累的成果。因此，在我国民间所流传的偏方、验方、秘方种类繁多、简单又疗效神奇，已经成为中华民族宝贵的文化遗产和中国传统医学的重要组成部分。

偏方因其用药简单、价格低廉、疗效独特而广受老百姓的欢迎，在民间更是有"偏方治大病""小小偏方，气死名医"这样的说法。直到现在，仍然有很多饱受疾病缠身的患者在不断地打听、寻找各种偏方，而且用偏方治好疾病的患者也不在少数。由此可见，偏方在民间享有非常高的声誉，名副其实地成为祖国医学宝库中不可分割的一部分。

偏方的分类

偏方作为中医领域保健治病的一大特色，我们一般将其分为以下两种类型。

纯中草药偏方

即组方中的成分为中草药，它们之间相互配伍使用，不仅能使药效发挥得更加充分，而且通过不同的配伍使得药效更有针对性，从而起到治疗不同疾病的功效。

食疗偏方

食疗又称食治，是利用食物来影响机体各方面的功能，使身体能够获得健康或者防治疾病的一种方法，用食物代替药物而使疾病得到有效的治疗。食物是日常生活中必需的物质，它们能够为人体的生长发育和生存健康提供各种各样的营养物质，所以人及动物都离不开食物。当然，提供营养只是其一方面的作用。此外，中医在很早就认识到食物还可以用来防病治病，所以民间有"食物是人类治病最好的药品"之说。食疗可以分为粥类、羹类、茶类、酒类等，其中因粥类食疗简便易行，在古今史料中用的最多。通过食疗来防治疾病，是一种非常健康天然的治疗方法，但需要长期坚持才有效果。

偏方的特点

通过上面对偏方的了解，我们大概知道了为什么偏方如此地受欢迎，那么总结出来，偏方共有以下四方面的特点：

第一，疗效显著。在日常生活中，偏方不仅对像头疼、感冒、咳嗽等小病有显著的治疗缓解作用，同时对于一些疑难杂症、慢性疾病以及一些突发疾病都有不错的疗效。

第二，取材方便。偏方中所需要的材料，大部分是我们生活中常见常用的食材及药材，取得非常方便，比如葱、姜、蒜。而且，这些材料价格又非常便宜，使得老百姓不用花昂贵的医药费，就可以防病治病。

第三，操作简单。由于偏方所用的材料一般比较少，所以做起来比较容易上手。此外，大部分偏方和日常生活中的烹调方法基本相同，既可以煮煎，又可以泡酒，还可以做成药膳或者做成贴外敷，操作可谓是多种多样，简单易学。

第四，副作用小。因为偏方中所选用的材料，都是一些安全可靠、经常用到的中草药，或者是日常生活中每天食用的五谷杂粮、瓜果蔬菜以及禽肉蛋类，这些材料几乎都有药食同源的性质，不仅对身体没有害处，而且还是益处多多。

药食同源，健康加分

中医素有"药食同源"的说法，也就是说许多食物既是药物，也是食物，二者之间没有明确的分界线，而且一样具有防治疾病的作用。其实，在远古时代，人们在寻找食物的过程中就发现了食物和药物的性味和功效，并认识到很多食材可以当作药材使用，而有些药材又可以当作食材食用，这就是"药食同源"理论的开始，也是食物疗法的开始。

所以，要想了解"药食同源"，首先要知道它们的属性，然后根据自己的体质，进行对症食疗保健，才能使小偏方发挥大功效，才更有益于身体健康。

所谓食物的"四性"，是指寒、凉、温、热四种属性，食物四性与人体中的寒热是相互对应的。比如，性凉的食物就可以清热；性热的食物可以驱寒。那么食物的"五味"，就是指酸、甜、苦、辣、咸五种味道，它们分别对应人体的肝、脾、心、肺、肾五脏。因此说在食疗上吃具有什么味的食物，就会相应地对那个脏腑有益处，比如吃酸对肝有好处。

另外，通常情况下我们把只能治病的称作药物，只能食用的称作食物。不过，几乎所有偏方中的材料，都兼有二者的功用，比如，日常生活中经常食用的赤小豆、龙眼、核桃、山楂、生姜、醋等，就是既可治病又可食用的食物。此外，中药大多是取材于自然界中的动植物以及各种矿物质，而日常生活中所食用的食物，也都是来源于大自然界，同样包括各种动植物以及矿物质，这样一说，"药食同源"更是有理有据。

虽然中药与食物都具有防病治病的作用，但是它们之间的不同之处也是很大的。对于专门用于治病的中药来说，它的药效药性较强，对疾病有专门的针对性，在用药得当的情况下可以做到药到病除，如果用药不当就会出现明显的副作用。而食物在治疗疾病的疗效上不及中药迅速和突出，一般不会出现严重的不良后果。

选用偏方，谨慎莫偏

民间偏方在生活中对防治疾病的疗效是人们有目共睹的，而且这些偏方的功效也得到了现代医学研究的证实，比如青蒿能抗疟疾是因为其中所含的青蒿素；大蒜可以治疗痢疾是因为其所含的大蒜素具有抗菌消炎的作用。虽然偏方的疗效得到了有效验证，但是偏方的疗效会因为时令、地域以及每个人的体质不同而不尽相同，因此在选用偏方时一定要根据自己的身体状况和所患疾病加以分析辨证，然后再对症选用，切不可乱用。那么，在选用偏方时要注意哪些问题呢？

第一，要明确病症。在中医学看来，大部分疾病根据寒热、阴阳、表里、虚实等可以分为不同的类型，比如感冒根据所感受的外邪是寒邪还是热邪，可以分为风寒感冒和风热感冒，在选用偏方时也应对症选择解风寒偏方或者除风热的偏方。如果不问病情原委，也不管偏方是否科学、合理，滥用一番，不仅不会治病，还会加重病情。因此，只有对疾病的准确诊断，才能给以准确的偏方施治。

第二，药名要准确。偏方大多是民间流传下来的，经过了日久天长的口传耳闻，如果遇到含有成分较多的偏方，很容易出现药物同物异名或异物同名的现象，所以在选用时必须先搞清偏方的来源，尤其是要弄清楚药物的名称、适应证、用法、用量等方面的信息，切不可掉以轻心，以免酿成大错。此外，还要根据自己的身体状况、年龄、性别、体质等选择偏方进行施治，切不可以不管青红皂白，抱着试试的态度而乱用。

第三，关注病情变化。在偏方中有纯草药的，也有药食结合的，比如一些既可以做药用又可以做食用的蔬菜水果等，这些确实对人体有很好的滋补保健作用，但其缺点是不能很快奏效，需要长期食用予以辅助。因此，如果遇到比较棘手的病症，就不能一味地依赖偏方，而是必须尽早到医院检查治疗。另外，即使是食疗保健，也要密切注意病情变化，不可大意而影响病症的治疗。

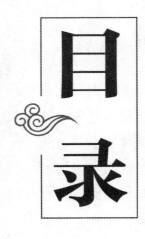

目录

c o n t e n t s

第二章

外伤磕碰有偏方，
巧选妙用疗效好

第三章

五官不适用偏方，
简单方便有疗效

第四章　**骨伤也可用偏方，
辅助治疗利康复**

第五章

面子问题无小事，
偏方虽小管大用

第一章

内科小病别惊慌，
小小偏方帮您忙

　　所谓内科疾病，简单地说就是人体内部器官的病变或者无法外用药物治疗，而只能通过吃药或者手术进行治疗的疾病。内科疾病所包含的范围广，种类也特别多，主要包括呼吸系统疾病、消化系统疾病、内分泌系统疾病、循环系统疾病、泌尿系统疾病，等等。因内科涵盖了人体的五脏六腑，而五脏六腑又是人体疾病的多发区，小病小痛经常找上门也并不奇怪，但也切不可疏忽大意。

　　本章主要从常见的内科疾病方面，针对每一种疾病从中医学的角度进行了解释并分型，并根据每种类型的不同给出了不同的对症偏方，有利于患者根据自身的症状，准确地选择相应的偏方，从而达到药到病除的效果。

感冒难忍别硬撑，
生姜葱白解烦忧

感冒，俗称"伤风"，是老百姓生活中一种最常见的呼吸道感染疾病，主要是由细菌或病毒入侵机体引起的，一年四季均可发病，尤其是在人体抵抗力下降和冬春两季最为多见。在临床上主要表现为鼻塞、流鼻涕、打喷嚏、咽喉干痛，有时还伴有发热、头痛、咳嗽、全身酸痛等其他症状。中医认为，感冒患者因外感病邪的不同，有风寒和风热之分。

风寒感冒 多是由于风寒之邪外袭、肺气失宣所致，也就是我们常说的因风吹受凉而引起的感冒，多发生在秋冬季节。其症状可见患者怕冷、喜欢喝热饮、发热较轻、无汗、头痛、浑身酸痛、鼻塞、流清涕、咳嗽、吐稀白痰等。如若感冒患者有以上这些症状，在治疗上应以辛温解表为主。

风热感冒 多是由于外界风热之邪侵犯人体表皮，进入肺部，引起肺气失和所致，多发生在夏秋之际。其症状表现为发热重、怕风怕冷、头胀痛、有汗、咽喉红肿疼痛、咳嗽、痰黏或黄、鼻塞流黄涕、口渴喜饮等。如若感冒患者有以上这些症状，在治疗上应以辛凉解表为主。

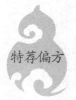

生姜葱白水

特荐偏方

用料 葱白4段，生姜5片。

做法 把葱白、生姜一起放入锅中，加适量清水，煎煮10~20分钟，每天当茶饮用数次。

本偏方是我们身边很常见的民间治疗感冒的小偏方，葱白、生姜都有散寒发汗、解表祛风的作用，非常适宜风寒感冒的患者使用。生姜、葱白对于老百姓来说都是再熟悉不过的食材了，几乎每个家庭生活中都会经常用到它们，所以在这个偏方制作中取得材料非常容易，几乎不费任何周折就可实现。

葱白在我国各地都有种植，一年四季均可采挖，尤其在夏秋季节。葱白在使用时一般要先切去须根和叶子，剥去外膜，新鲜时用。中医学认为，葱白性温而味辛，具有发汗解表、通达阳气之功效，主要用于风寒感冒引起的头痛，鼻塞。

生姜素有"呕家圣药"之称，民间也有"早上三片姜，赛过喝参汤"之说以及"每天三片姜，不劳医生开处方"的谚语，由此可见对它的评价有多高了。生姜在日常生活中既有营养价值，又有医疗作用，是一种多功能的食疗佳品。中医学认为，生姜性温味辛，具有散寒发汗、化痰止咳、和胃止呕等多种功效。不过，生姜虽然有很多神奇的功效，但是民间有云："早上吃姜，胜过吃参汤；晚上吃姜，等于吃砒霜。"的俗语，那么，为什么晚上不能吃姜呢？这是因为姜是宣发阳气的食物，而夜晚应该是人体养阴、收敛阳气的时间，如果晚上吃姜就会适得其反。

其他对症小偏方

白菜根葱白汤：大白菜根 3 个，葱白连须 2 根，芦根 10 克。先将上述材料分别洗净，然后放入锅中，加适量清水，同煮 10 ～ 15 分钟，然后去渣取汁趁热分 2 次服用，每日 1 剂。此方具有辛散解毒、清热祛湿的功效，主要适用于风热感冒患者。

其他居家养疗法

按摩合谷穴：每天按摩 3 次，每次 5 分钟左右，按摩至以局部有酸胀感，皮肤微红即可停止。

按摩迎香穴：每天按摩 3 次，每次 5 分钟左右，按摩至局部有酸胀感，皮肤微红即可。

发烧了退烧是关键，
喝点生姜白萝卜汁

　　发烧又称发热，是指人的体温超过正常范围的一种常见病症，几乎每个人都有过切身体会。在正常情况下，人的体温一般保持在36 ~ 37℃，当口腔温度超过37.3℃或直肠温度超过37.6℃，昼夜间波动超过1℃时即可定义为发热。按照体温状况，体温在37.4 ~ 38℃时为低热；在38.1 ~ 39℃为中等度热；在39.1 ~ 41℃为高热；如果在41℃以上，那就是超高热。引起发热的原因很多，最常见的是感染，在临床上除了身体有发热的症状外，常常还伴有疲乏无力、肌肉酸痛、皮肤苍白、头晕目眩等现象。中医认为，发烧有外感和内伤两类。

　　外感发热 多是因感受六淫之邪或温热疫毒之气所致，多与季节、时令、气候、地区等因素有关，外感发热多为实证，在治疗上以清热为原则，常见于感冒、伤寒、温病、瘟疫等病证。平时常见的发热基本上都是外感引起的。

　　内伤发热 多是由于饮食不节、劳累过度或七情变化，导致阴阳失调，气血亏虚所致。内伤发热多为虚证，有阴虚发热、血虚发热、气虚发热等。内伤发热基本上是处于低热的范围，所以很容易辨认。

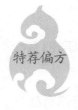

特荐偏方

香菜萝卜生姜汤

用料 香菜3根，白萝卜1个，生姜2大片，冰糖5颗。

做法 将香菜洗净、留根茎；生姜，白萝卜洗净切片，用2 ~ 3片白萝卜即可；将香菜、生姜片、白萝卜片一起放入锅中，加入适量清水，放入冰糖煮15分钟即可。每日饮用数次。

本偏方具有辛温解表、消食和胃的作用，对于治疗因外感风寒引起的发热初期，体温不是特别高时能够起到快速退烧的功效。而且偏方中的食材都是日常厨房中必不可少的，取材十分方便易得。因此在生活中如果遇到体温上升后，先不要急着吃退烧药，可以先试试这个"葱姜退烧法"，不仅可以辅助退烧，对身体还没有任何副作用，经常饮用还可以预防发热。但是在使用这个偏方时需要注意，如果体温超过38℃以上，就不能指望这个偏方来退烧了，一定要吃退烧药或者看医生，以免延误病情。

偏方中的香菜俗称"芫荽"，是人们最熟悉不过的提味蔬菜了，也是人们喜欢食用的佳蔬之一。因香菜有种特殊的香味，常被用作菜肴的点缀、提味佳品。中医认为，香菜性温味甘，具有健胃消食、发汗透疹、利尿通便、驱风解毒的功效。而且香菜营养丰富，其中所含的维生素C比普通蔬菜高很多，一般人食用7～10克香菜就能满足人体对维生素C的需求量，可见多吃香菜对我们身体很有好处。生活中我们经常食用香菜的茎和叶，常常把香菜根丢弃掉，其实它的作用和茎叶是一样的，对于治疗外感风寒感冒引起的发热、小儿积食、小儿急疹也有一定的辅助作用。因香菜有对人的精神、眼睛不利的缺点，因此不可多食、久食。

白萝卜是一种常见的蔬菜，生食熟食均可，其味略带辛辣味。中医认为，白萝卜性凉味辛甘，具有下气消食、除疾润肺、解毒生津、利尿通便的功效，为食疗佳品，可以治疗或辅助治疗多种疾病，在《本草纲目》中称之为"蔬中最有利者"。现代医学认为，白萝卜含芥子油、淀粉酶和粗纤维，有促进消化，增强食欲，加快胃肠蠕动和止咳化痰的作用。所以，白萝卜在临床实践中有一定的药用价值。

其他对症小偏方

沙参甘蔗汁：沙参15克，甘蔗汁50毫升。先将沙参煎煮后取汁1碗，再将甘蔗汁倒入搅匀后饮服。每日2次温服。此方具有清热凉血，养阴生津的功效，适用于阴虚发热。

枸杞蒸蛋：鸡蛋 2 个，枸杞 15 克，熟猪油 40 克，湿淀粉 10 克，鲜汤 120 克，酱油 8 克，盐 1 克，味精 1 克。先将鸡蛋打入碗中搅散，加入盐、味精、湿淀粉，然后用鲜汤调成蛋糊；枸杞用清水洗净，放入沸水中汆一下；将蛋糊放入蒸笼中，大火蒸 10 分钟，撒上枸杞再蒸 5 分钟，最后将熟猪油与酱油化开后淋在蛋面上即成。每日 1 次，7 日为 1 个疗程。此方适用于血虚发热。

补中益气汤：黄芪 15 克，党参、当归各 10 克，白术、炙甘草各 9 克，陈皮 6、升麻、柴胡各 6 克。肢体酸痛加桂枝，汗出不止加牡蛎，失眠多梦加酸枣仁。将上述药材水煎服。每日 2 次。此方具有调补脾胃、升阳益气的功效，适用于气虚发热患者。

甘蔗茅根薄荷粥：薄荷 6 克，生白茅根 30 克，甘蔗 100 克，枇杷叶 10 克，桑叶 18 克，粳米适量。将以上述药材清洗干净，切碎，加水煎汁，去渣取汁，然后再放入粳米，煮粥即可。每天 1 次，连续服用 3 天。此方具有清热下火、生津止渴、润肺排毒的功效，适用于外感风热患者。

其他居家养疗法

用刮痧法辅助治疗发热，选取的部位主要是背部和上肢。

1. 首先刮背部的正中间。用刮痧板自脊柱正中的大椎穴一直刮至命门穴，重点刮风池、大椎两穴。

2. 其次刮背部的两侧。用刮痧板从大杼穴往下刮至肺俞穴。

3. 再次刮双侧曲池、合谷穴。

4. 如果发热并伴有头痛者，可以加外关、列缺两穴。

刮痧疗法退热适合各个年龄段的人。成人一般刮至皮肤有紫色瘀点、瘀斑为宜；儿童皮肤刮至潮红既可。结束后，可饮一杯热水帮助排毒。

眩晕反复发作怎么办，
当归首乌鸡汤是良方

眩晕是一种常见的主观感觉异常的症状，几乎每个人都有过这样的症状，比如坐久了猛然一起身就会出现一阵头晕眼花、眼前发黑、天旋地转的情况。当然，如果这样的症状稍微休息一下就会消失，那就是一种生理性的反应。但并不是所有的眩晕都是生理性的，有些则是病理性的眩晕。因此，眩晕可分为两类：一为旋转性眩晕，多由前庭神经系统及小脑的功能障碍所致，以倾倒的感觉为主，感到自身晃动；二为一般性眩晕，多由某些全身性疾病引起，以头昏的感觉为主，感到头重脚轻，比如贫血、高血压。所以说眩晕表现出来的只是一种症状，并不是一种疾病。

眩晕症属中医学"眩运"或"眩冒"范畴。中医认为，眩晕可由风、痰、虚引起，故有"无风不作眩""无痰不作眩""无虚不作眩"的说法。并将眩晕分为以下三种类型。

肝阳上亢型 所谓无风不作眩，就是说由肝气不调引起的眩晕症，主要表现为头晕目眩，头胀或头痛，心烦易怒，失眠多梦，耳鸣口苦，面色红赤。此症多因情志刺激而诱发。在治疗上以平肝熄风为原则。

痰湿中阻型 所谓无痰不作眩，就是说由痰阻引起的眩晕症，常因饮食失节、过于油腻、使脾胃运化失常而聚湿生痰、清阳不升、浊阴不降引起的眩晕，主要表现为头重昏沉、胸闷恶心、时呕痰涎、不思饮食，在治疗上以化湿祛痰为原则。

气血亏虚型 所谓无虚不作眩，就是说由气血亏虚引起的眩晕症，主要表现为头晕目眩、面色萎黄或苍白、口唇指甲色淡、心慌气短、食少身倦，动则加剧，劳则即发，在治疗上以补益心脾、培补气血为原则。

7

当归首乌鸡汤

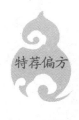

用料 鸡肉250克，制何首乌10克，当归12克，枸杞15克，盐适量。

做法 将鸡肉洗净切块，制何首乌、当归、枸杞洗净同鸡肉一起放入锅中，加适量清水，用大火煮沸后，改用小火炖至鸡肉熟烂，最后加盐调味即可。可每日佐餐食用。

本偏方的主要食材是鸡，以制何首乌、当归、枸杞为配料，主要烹饪工艺是炖。制何首乌与当归的药用功效加上鸡肉的白嫩酥烂，汤汁鲜咸适口，略有药香味，不论从色上还是从味上都是一道营养丰富，有益身体健康的药膳。所以本方也是生活中人们经常用于补气血的食疗保健方，具有补益心脾、补气养血之功效，可用于肝血不足所致的头晕眼花、神疲乏力等症的辅助食疗。

鸡肉中含有丰富的维生素C、维生素E、蛋白质以及对人体发育有重要作用的磷脂类等营养物质，具有温中补脾、益气养血、补肾益精、健脾胃、活血脉、强筋骨的功效，对头晕眼花、营养不良、畏寒怕冷、乏力疲劳、贫血、虚弱等有很好的食疗作用。鸡肉肉质细嫩，滋味鲜美，适合多种烹调方法，并富有营养，有滋补养身的作用。但是在选择鸡肉时一定要注意观察鸡肉的外观、颜色及质感。一般情况下，新鲜的鸡肉白里透红，看起来有亮度，手感比较光滑，而注过水的鸡肉，表面高低不平。

《本草纲目》中说道："当归调血，为女人要药，有思夫之意，故有当归之名。"更被古人称作是"妇科圣药"。由次可见，当归是一种很常用的活血化瘀的经典之药。中医认为，当归味甘而重，故专能补血，其气轻而辛，故又能行血，补中有动，行中有补，为血中之要药。因而，它既能补血，又能活血；既可通经，又能活络。主要用于血虚，面色萎黄，头晕目眩，心悸失眠，月经不调，血虚闭经，衰弱贫血等症。

制何首乌是一种人人皆知的名贵药材，具有养血滋阴、润肠通便、祛风解毒的功效。主要用于血虚头昏目眩、心悸失眠、须发早白、耳鸣、肠燥便秘等症。制何首乌除了入药之外，还可以做蔬菜吃，故被写入野菜篇。通常人们在春季采摘其嫩茎叶炒食，秋季采其块茎，洗净煮粥，可入药又可食用，用其食疗可谓是一举两得，有极好的保健作用。

其他对症小偏方

黄芪炖黄鳝：黄鳝 1 条，瘦猪肉 100 克，黄芪 25 克。先将黄鳝宰杀，除去内脏，切成 5 厘米长的段，再用水冲洗干净；猪肉切块；黄芪用水洗净；然后将黄鳝段、黄芪、猪肉一起放入锅中，加适量清水，大火烧开后改用小火炖 40 分钟左右即可。去药佐餐食用。此方具有补气养血的功效，适用于气血亏虚导致的头晕眼花，心悸气短，体倦乏力等。

双耳汤：银耳 10 克，黑木耳 10 克，冰糖 30 克。将银耳、黑木耳用温水泡发，去掉杂质洗净并放入碗中，放入冰糖，加入适量清水，然后放入蒸笼中蒸 1 小时，待木耳熟烂时即可。空腹分数次服完。此方具有滋阴润肺的功效，适用于痰湿中阻引起的头晕目眩以及高血压引起的眩晕。

其他居家养疗法

1. 取隐白穴、大墩穴、足窍阴穴、涌泉穴，用力按压以上各穴 3 ~ 5 分钟，每日 1 ~ 2 次。

2. 取两足肾脏、输尿管、膀胱、肾上腺反射区，按揉各反射区 3 ~ 5 分钟。

3. 取头（脑）、脑干、耳、眼、甲状腺、颈项反射区，扣拳推压各反射区 30 ~ 50 次，力度适中为宜。

生活调养小提示

在生活中应保持安静，心情愉快，保证充足的睡眠和休息，避免用脑过度，精神紧张，争取做到生活有规律，心情要舒畅，饮食宜清淡。

低血压别轻视，
常吃山药龙眼莲子粥有帮助

低血压在我们生活中也是一种常见的疾病，它可发生于任何年龄段，尤其现在人们经常忙于工作，吃饭时间不规律，晚上又经常加班熬夜，身体大都长期处于紧张疲劳不适状态，这样罹患低血压的机会就大大增加。

低血压是指体循环动脉压力低于正常的状态。医学上，一般把成年人的血压长期低于 90/60 毫米汞柱者称为低血压，主要症状表现为头晕、头痛耳鸣、失眠心悸、消瘦、面色苍白、两眼发黑、精神疲惫、注意力不集中等症状。

低血压属于中医"眩晕"范畴，多与先天不足、后天失养、劳倦损伤正气、失血耗气等诸多因素有关，多见于脾胃虚弱者、脑力劳动者以及老年心脏病人，可分气阴两虚、气虚阳虚等证型，须辨证施治及调养。

气阴两虚型　患者会出现面色苍白、头晕目眩、少气懒言、神疲乏力等气虚症状，同时还会伴有阴虚的表现，如口干、五心烦热、便秘、尿少、乏力舌红苔少脉弦细等。

气虚阳虚型　气虚者可见面色㿠白无光、头晕目眩、少气懒言、神疲乏力等症状，患者除了会出现上述气虚症状外，还会有阳虚的表现，例如，会伴有畏寒肢冷、自汗、盗汗等症状。

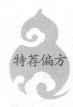

山药龙眼莲子粥

特荐偏方

用料　山药 30 克，莲子 30 克，龙眼 30 克。

做法　先将莲子去心，洗净浸泡 2 小时待用；山药削皮，切成丁状；将莲子、山药、龙眼一同放入锅中，加适量清水，用小火煮熟，早晚各 1 次，15 天为 1 疗程。

偏方中的山药被称为"神仙之食"，龙眼可补血养心，可见此方无论是用于平日的养生还是用于治疗像低血压这样的病症都是明智的选择。

山药，又名怀山药，是人们最早食用的食物之一，是山中之药、食中之药。中医认为，山药性平味甘，具有补脾养胃、生津益肺、补肾涩精的功效，日常生活中经常吃点山药可以有效帮助血压稳步回升。

其他对症小偏方

当归龙眼炖鸡：当归 15 克，龙眼肉 15 克，鸡 500 克。将鸡肉清洗干净，放入锅中，加适量清水，炖至半熟时，放入龙眼肉和当归，一起煮熟即可吃肉喝汤。此方具有补血滋阴的功效，用于气血虚弱引起的低血压。

其他居家养疗法

1. 双手拇指指腹交替推印堂至神庭穴的部位，进行 10 ~ 20 次。

2. 双手拇指指纹面分抹攒竹，经鱼腰穴至太阳穴，然后点按太阳穴，反复 20 次。

3. 按揉百会穴，每次 6 秒钟，反复 20 次。

4. 点按人中穴、承浆穴各 20 次。

5. 拿揉风池穴 10 次，以局部酸胀为宜。

备注：印堂穴位于人体前额部，两眉头的中间；神庭穴位于头部当前发际正中直上 0.5 寸；攒竹穴位于面部两边眉头内部，眉头凹陷处；鱼腰穴位于额部，瞳孔直上，眉毛中间；太阳穴位于头部侧面，眉梢和外眼角中间向后一横指凹陷处；百会穴位于背部后发际正中上 7 寸，头顶正中；人中穴位于人体鼻唇沟的中点，承浆穴位于面部，当颏唇沟的正中凹陷处；风池穴位于后颈部，两条大筋外缘陷窝中。

慢性支气管炎需调理，杏仁川贝效果好

慢性支气管炎是支气管经受反复细菌或病毒感染，或长期刺激，如粉尘吸入、吸烟等引起的支气管黏膜炎症。主要症状表现为长期咳嗽，咳痰反复发作并不断加重，尤其在清晨最为明显，痰呈白色黏液泡沫状，黏稠不易咯出，在感染或受寒后症状迅速加剧，痰量增多，黏度增大或呈黄色脓性，甚至带有少量血丝。此病易发生在中年人群，病程缓慢，多数隐潜起病，初起在寒冷季节发病。

慢性支气管炎属于中医的"咳嗽""喘证""痰饮"等范畴。中医认为，本病的发生与发展常与外邪的反复侵袭，肺、脾、肾三脏功能失调密切相关，主要反映为肺、脾、肾三脏虚损以及它们的相互关系失衡，同时又因痰、火、瘀等因素的参与而愈加复杂。因此，在治疗上应根据患者的病情及进展进行对症施治。

风寒犯肺型 主要表现为咳嗽，咳痰，痰白而清稀，或气喘胸闷，恶寒发热，鼻塞流涕，头痛，身体酸楚。治疗上应以祛风散寒、宣肺化痰为原则。

风热犯肺型 主要表现为咳嗽，咳痰，痰黄或稠，发热怕风，头痛，口干咽痛，胸闷气促。治疗上应以祛风清热、宣肺化痰为原则。

燥热伤肺型 主要表现为干咳无痰，咳嗽时胸痛，或痰少不易咯出，鼻燥咽干，怕风身热。治疗上应以疏风清肺、润燥化痰为原则。

寒饮壅肺型 主要表现为咳嗽气喘，痰白清稀多泡沫，恶寒畏风，身体疼痛沉重，或肢体浮肿。治疗上应以散寒温里、宣肺化痰为原则。

肺肾阳虚型 主要表现为长期咳嗽气喘，呼多吸少，动则更甚，痰清稀、色白，畏寒肢冷。治疗上应以温补肾阳、敛肺纳气为原则。

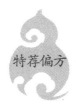

杏仁川贝炖瘦肉

特荐偏方

用料 杏仁10克，川贝母5克，猪瘦肉350克，生姜3片，盐少许。

做法 先将猪瘦肉洗净切块，杏仁、川贝洗净，然后同生姜一起放入锅中加适量清水炖煮1小时，最后加入盐调味即可。

对于治疗疾病，很多人会选择中医来调理，事实也证明中医调理时间虽然长了些，但效果是很不错的，上面为大家推荐的偏方，具有润肺止咳、清热化痰之功效，对于燥热伤肺型慢性支气管炎患者有非常好的疗效。下面就一起来看看偏方中的各位"明星"吧！

杏仁有甜杏仁和苦杏仁之分，二者在营养成分上是一样的，只是在口味上一个甜一个苦。杏仁有着丰富的营养价值，不仅含有丰富的不饱和脂肪酸、维生素E、优质蛋白质、膳食纤维，还含有钙、镁、锌、铁等矿物质，很容易被人体吸收。中医认为，杏仁具有生津止渴、润肺定喘的功效，常用于肺燥喘咳等患者的保健与治疗。

川贝母为百合科植物卷叶贝母、乌花贝母和棱砂贝母的地下鳞茎，含多种生物碱，其所含的总生物碱及非生物碱部分均有镇咳祛痰作用，故被广泛用于治疗慢性和急性气管炎、上呼吸道感染和结核所致的咳嗽，特别是对上呼吸道感染经控制后仍咳嗽，且吐痰不利者，服用川贝母粉或川贝片疗效更佳。

其他对症小偏方

桑叶杏仁饮：桑叶15克，杏仁10克，冰糖10克。将桑叶、杏仁洗净后同冰糖一起放入锅中，加水2杯，用火煎至1杯时，趁热温服，每天2~3次。此方具有疏风清热，平喘之功效，适用于风热犯肺型慢性气管炎。

柚子鸡肉汤：柚子1个，小母鸡1只。将柚子去皮，母鸡去除毛、内脏及头脚洗净，然后将柚子肉填入鸡膛内，加少许水，隔水蒸熟，食鸡饮汤。每 7 日做 1 次，连服 3 次为 1 个疗程。此方具有健脾燥湿、化痰止咳之功效，适用于慢性支气管炎。

核桃人参饮：核桃仁 20 克，人参 6 克，生姜 3 片，冰糖少许。将核桃仁、人参、生姜加水适量一同煎煮，取汁 200 毫升，加冰糖调味即可，不拘时饮用。此方具有温肾纳气、止咳化痰之功效，适用于肺肾气虚型慢性支气管炎。

其他居家养疗法

做呼吸操：先呼气，后吸气，吸气时横膈下降，腹部鼓起，呼气时横膈上升，腹部凹陷。呼气经口，将嘴收拢，像吹口哨的形式细细呼出；吸气经鼻，要深吸气，但不可用力。呼气比吸气时间长一些，约为 2：1，呼吸速度每分钟 8 ～ 10 次。

散步：在散步时，逐步有意识地加快行走速度，再进一步发展到行走和慢跑交替进行，但不能超过运动量。注意配合呼吸，如六步一呼、四步一吸等。

生活调养小提示

1. 注意保暖，预防感冒。因支气管炎多由上呼吸道感染引起的，因此一旦出现咽喉肿痛、咳嗽等感冒先兆时，应积极防止病情发展。

2. 生活起居要规律。居室内要注意通风，定时开窗换气，保持空气新鲜。同时也要避免烟雾尘埃，戒掉吸烟的习惯。

3. 饮食调理。多吃健脾补肺、止咳化痰之品，如梨、百合等；忌吃过冷、过热或刺激性的食物，以防刺激气管黏膜，引起阵发性咳嗽。

4. 进行适当的体育锻炼，增强体质。体育锻炼可提高呼吸道的抵抗力，防止上呼吸道感染可预防或减少本病发生。

久咳不愈很烦人，
雪梨川贝助缓解

生活中人们常把咳嗽当作一种常见的小疾病，但是咳嗽起来也是一件很难受的事情，严重的还会影响到生活和工作。在现代医学上，咳嗽是呼吸系统疾病的主要症状，主要是由各种病毒、细菌及其他微生物感染引起的，常常伴随着感冒、嗓子或者肺部炎症的出现而发生。

中医认为，咳嗽是因为外邪侵袭，肺气不能宣通，脏腑功能失调所导致的，并将咳嗽分为外感咳嗽和内伤咳嗽两种类型。

外感咳嗽 就是感受外邪所引起的咳嗽，有寒热之分。一般起病较急，病程较短。风寒咳嗽是由风寒外邪侵袭于肺所造成的，主要症状表现为咳嗽、痰稀色白、鼻塞、流清鼻涕、怕风寒，常见于感冒、哮喘等疾病，治疗上以疏风散寒、宣肺解表为原则。风热咳嗽是由风热外邪侵袭于肺所致，主要症状表现为咳嗽、痰色黄稠、不易咳出、咽干疼痛、口渴。治疗上以疏风清热，宣肺止咳为原则。

内伤咳嗽 多是因脏腑功能失调、内邪伤肺所导致的，通常发病较缓，病程较长。主要症状表现为反复咳嗽、咳痰并伴有气促，咳嗽时胸肋作痛，容易疲倦等。治疗上以调理脏腑为主。

冰糖川贝雪梨水

特荐偏方

用料 川贝母5克，雪梨2个，冰糖适量。

做法 雪梨削皮去核切成小块，川贝母洗净，锅里倒入适量清水，将雪梨块与川贝母、冰糖一起倒入后，用大火煮开后改用中火煲20分钟即可，趁热饮用或者放凉饮用都可。

冰糖川贝雪梨水是一款甜品，川贝母为化痰止咳良药，与雪梨、冰糖合用，可起清热化痰、润肺止咳的功效，对于治疗风热咳嗽引起的久咳不愈，痰多咽干，气短乏力有显著效果。

中医认为，雪梨性寒味甘，具生津润燥、清热化痰之功效，主要用于热病伤阴或阴虚引起的干咳、口渴、便秘等症及内热引起的烦渴、咳喘、痰黄等症。此外，雪梨中含有苹果酸、柠檬酸、维生素 B_1、维生素 B_2、维生素 C、胡萝卜素等营养素，对因急性气管炎和上呼吸道感染引起的咽喉干痛、音哑、痰稠、便秘、尿黄同样具有良好的辅助治疗效果。雪梨既可以生吃，也可以蒸着吃，还可以做成汤和羹。但是梨性寒，一次不宜多吃。

中医认为，冰糖具有润肺止咳、清痰去火、补中益气的作用。对于肺燥咳嗽，干咳无痰，咯痰带血等有很好的辅助治疗效果。

其他对症小偏方

玉米须橘皮饮：玉米须 100 克，橘皮 10 克。先把玉米须和橘皮清洗干净，放入锅中加入适量清水煎煮。每日服用 2 次。此方具有祛除风寒，化痰止咳之功效，适宜于风寒咳嗽、痰多患者。

燕窝大米粥：大米 100 克，燕窝 10 克，冰糖 50 克。先把燕窝放入温水中浸泡，泡软之后，将绒毛和污物摘去，再放入开水中继续发涨；把大米淘洗干净后，同燕窝一起放入锅中，加适量清水，先用大火烧开后改用小火煮 1 小时，最后加入冰糖，搅拌至冰糖溶化即可。此方具有止咳化痰、滋阴润肺之功效，适用于肺虚久咳，咳喘伤阴的内伤咳嗽的患者服用。

其他居家养疗法

拔罐法：选取大椎、风门、肺俞、膏肓各穴位。患者取坐位或俯卧位，取大小适宜的火罐用闪火法或投火法，将火罐吸拔在所取穴位上，留罐 10 ~ 15 分钟。每 3 ~ 4 天治疗 1 次，5 次为 1 疗程。

患有哮喘别担心，
桑叶茶预防又有效

哮喘是一种常见的慢性呼吸道疾病，具有反复发作，经久不愈的特点。一般是由于受到某些过敏性物质或遇到气候变化而发病，主要表现为咳嗽、喘息、呼吸困难、咳痰等症状，多在夜间或凌晨发作，发作时间短则几分钟，长则需要几天，通常情况下能自行缓解或者经过治疗后好转。

哮喘属于中医学"哮病""哮证""喘证"等范畴。中医认为哮喘可分为实证和虚证两大类。

实证 可分为寒喘和热喘。寒喘主要表现为气促哮鸣、咳痰清稀、色白有沫、面色暗沉、口不渴喜热饮或寒热无汗，治疗以宣肺散寒、化痰平喘为原则；热喘主要变现为哮鸣作声、喘而气粗息涌、痰稠色黄、咳痰不利、胸中烦热、面赤便秘，渴喜冷饮等症状，治疗以清热宣肺、化痰定喘为原则。

虚证 有肺脾两虚和肾虚之分。肺脾两虚表现为喘促短气、语声低微、自汗畏风、痰清稀色白、面色苍白等症状，治疗以补肺固卫、健脾化痰为原则；肾虚表现为气短息促、动则更甚、吸气不利、痰黏稠、心慌耳鸣、腰酸腿软、不耐劳累、口干、面色苍白等症状，治疗以补肾摄纳为原则。

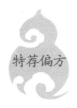

特荐偏方

桑叶茶

用料 经霜桑叶 30 克。

做法 将桑叶洗净后加适量水煎煮，去叶取汁，代茶饮用，每天 1 次。

本偏方具有祛风散热、止咳平喘的功效，适用于风热痰喘患者饮用。在日本，被称为"长寿茶"，可见桑叶茶作为保健茶所具有的功效。但是桑叶作为一种药物，而且性偏凉，所以不宜过度饮用。

桑叶又名"神仙草"，是植物之王，有"人参热补，桑叶清补"之美誉，是公认的"药食同源"植物。桑叶中含有丰富的钾、钙、铁和多种维生素等人体所需的微量元素，具有抗衰老、降血脂、降血压等独特功效，对人体有着良好的保健作用。中医认为，桑叶性寒、味甘苦，有疏散风热、清肺润燥、清肝明目的功效，可治疗风热感冒、肺热燥咳、头晕头痛、目赤昏花等病症。

 ## 其他对症小偏方

油炸猪腰核桃仁：猪肾 400 克，核桃仁 50 克，鸡蛋清 100 克，葱、姜各 5 克，盐 3 克，料酒 5 毫升，花生油 30 毫升。将猪肾对剖，去掉臊膜，切成腰花，加料酒、葱、姜拌匀，腌半小时，捞出沥干。核桃仁用水浸泡，在五成热的油锅中炸酥取出。每块腰花包 1 块核桃仁，涂上鸡蛋清，放入五成热油锅中炸至黄色捞出，炸完后，将油烧至八成热，把全部炸过的腰花再下锅炸至深黄色即可。每日 2 次，做主食食用。此方具有止咳、补肾纳气，适用于肾虚咳喘引起的痰喘、咳嗽。

柚子百合汤：百合 100 克，柚子 1 个，白糖 50 克。先把柚子去皮留肉，然后把柚子、百合和白糖一起放入锅中，加适量清水，煎煮 2 ~ 3 个小时即可。此方具有清肺消痰、补脾虚的功效，适用于肺脾两虚哮喘。

豆豉姜汤：干姜 30 克，淡豆豉 15 克，饴糖 250 克，植物油少许。先将干姜、淡豆豉一起放入锅内，加适量清水，小火煎煮，每 30 分钟取汁 1 次，取 2 次后合并再用小火煎煮至浓，加饴糖调匀，继续煎熬至挑起糖浆成丝时停火，倒入涂有植物油的瓷盘内，摊平，稍凉后划成小块。每次食 3 块，每日 3 次。本方具有发表散寒、止咳开痰的功效，适用于寒性咳喘。

呕吐不止有诀窍，一杯生姜汁就见效

　　呕吐是我们经常遇见的一种情况，就是胃内容物反入食管，经口吐出的一种反射动作。一般有三个阶段，即恶心、干呕和呕吐，但并不是所有的呕吐都有恶心或干呕的先兆。在呕吐时可以将胃内的有害物质吐出来，是机体的一种防御反射，有一定的保护作用，但大多数呕吐并非由此引起，而是多种疾病在胃肠道的反应。

　　中医认为，呕吐是由于胃失和降、胃气上逆使饮食、痰涎等胃内之物从胃中上涌，自口而出为特征的一种病证，可分为实证和虚证。

　　实证　多是由于外邪、饮食、痰饮、气郁等邪气犯胃，致使胃失和降、胃气上逆而引起，主要表现为发病急、呕吐量多、吐出物有酸臭味。

　　虚证　多由患者气虚、阳虚、阴虚等正气不足，使胃失温养、濡润，胃失和降、胃气上逆所致，主要表现为病程较长、发病较缓、时作时止、吐出物不多、腐臭味不严重。

生姜汁

特荐偏方

用料　生姜 20 克，红糖 5 克。

做法　将生姜洗净，切成片状，放入锅中，加入红糖，然后倒入适量清水用大火烧开，再改用中火煮 20 分钟，关火，取出里面的汁液饮用即可，每日 3 次。

　　本偏方是由生姜为主要食材做成的，用料特别简单，具有温中止呕、发汗解表、润肺止咳的功效，主要用于恶心呕吐及咳嗽痰多等症，特别是寒邪犯胃引起的呕吐。提起生姜，人们马上想到它的作用就是去腥味，其实这只是生姜作为一种调味品最普通的用法。除此之外，它还有很多用途。比如我们上面提到的偏方，在生活中并不陌生的生姜汁，很多人都知道它有止呕的作用，所以也常常被作为止呕吐的灵丹妙药来用。

中医认为，生姜味辛性微温，具有发汗解表、温中止呕、温肺止咳、解毒的作用，也是传统治疗恶心、呕吐的良药，素有"呕家圣药"之誉，这里的"呕家"指的就是呕吐的人。不论是因为胃肠不适、口腔异味引起的恶心，还是因其他原因引起的想要呕吐，都可以随时口含 1 片姜片来解决。此外，把生姜片直接贴在内关穴和足三里穴上也同样有效。

其他对症小偏方

生姜胡椒紫苏饮：白胡椒 5 克，生姜 5 克，紫苏 5 克。把白胡椒、生姜和紫苏一起放入锅中，加适量清水，煎煮 20 分钟即可。此方具有健胃止呕的功效，主要适用于消化不良引起的呕吐。

芦根藿香饮：鲜芦根 30 克，广藿香 10 克，白糖适量。先将鲜芦根和广藿香加适量清水，入锅煎煮 30 分钟，然后去渣取汁后，加入白糖搅匀分 2 次温服，每日 1 次，连服 2 天。此方具有清热化湿、止呕吐的功效，适用于湿热上逆引起呕吐的患者服用。

半夏山药饮：山药 30 克，清半夏 10 克。将山药研粉，先煮半夏取汁一大碗，去渣，调入山药粉，再煮沸，酌加白糖调匀饮服。此方具有燥湿化痰、逆止呕的功效，适用于气虚呕吐。

羊奶饮：鲜羊奶适量。将羊奶煮沸。每次饮用 1 杯，每日 2 次。此方具有滋阴养胃的功效，适用于阴虚呕吐。

生活调养小提示

1. 起居有常，生活有节，避免风寒暑湿之邪或秽浊之气的侵袭。

2. 保持心情舒畅，避免精神刺激，对肝气犯胃者，尤其要注意。

3. 饮食方面避免进食腥秽之物，不可暴饮暴食。

腹泻勿匆忙服药，
米汤简单是良方

腹泻俗称"拉肚子"，是一种常见的消化系统疾病，是指排便次数明显比平日排便的频率高，每日排便量超过 200 克，而且粪质稀薄，或含未消化食物、脓血黏液。腹泻常伴有排便有急迫感、肛门不适、失禁等症状。

腹泻分急性和慢性两类。急性腹泻发病急剧，病程在 2～3 周之内；慢性腹泻是病程在 2 个月以上或间歇期在 2～4 周内的复发性腹泻。日常生活中，偶尔发生一两次拉肚子是很正常的，不用着急，只要在饮食上进行调理就可以了，但是如果长期拉肚子就要引起重视了，单纯的饮食可能就不那么起作用了，一定要及时就医，查明病因。

中医认为引起腹泻的原因比较复杂，但总离不开脾胃功能的失调。在外因方面，多因湿邪侵入脾胃所致，即所谓"湿胜则濡泄"；在内因方面，多与饮食、脾胃虚弱、命门火衰及情志失调等相关联，其中与脾虚的关系最为密切，因脾虚失运，水湿内生而导致泄泻。所谓"泄泻之本，无不由于脾胃"，所以运脾化湿是治疗腹泻的关键。

米汤

特荐偏方

用料 大米 30 克，小米 10 克。

做法 将大米洗净浸泡 30 分钟，小米洗净备用；将浸泡好的大米和小米放入锅中，加入适量的水，先用大火煮开后改用小火煮 30 分钟，最后将粥过筛只取米汤，每日 2～3 次。

在此方中，如果是因吃了不洁净的食物引起的腹泻，可加生姜 5 片或蒜头 5 个同煮。在腹泻好转以后，仍要坚持饮用两三天，以补充体内消耗的水分和营养，使腹泻彻底痊愈。

米汤性平味甘，有浓厚的米香味，流质黏稠，味道醇香，具有补中益气、养阴润燥、健脾和胃之功效。米汤中含有丰富的高浓度碳水化合物，可以增加盐分的吸收，所以，如果在米汤中加点盐，不仅能补充营养，同时也可以起到不增加肠胃负担的作用，更有利于减轻腹泻的症状。此外，米汤中含有大量的盐酸及各种维生素，经常服用对预防和治疗因某些维生素缺乏而引起的腹泻有一定的辅助作用。

日常生活中用于治疗腹泻的米汤并非只可选用大米汤或小米汤，也可因地制宜，根据实际情况选用糯米汤、玉米汤、高粱米汤等，都有止泻的作用。在熬制米汤时，不要太稠也不要太稀，要达到适宜的黏稠度，米太少或太多都不行，在饮用的次数和用量上也要与腹泻的次数成正比。

其他对症小偏方

莲肉薏仁粳米粥：粳米 50 克，白莲肉 30 克，薏苡仁 30 克。先将白莲肉用清水浸泡后去皮，放入锅中，然后将粳米和薏苡仁也放入锅中，加适量清水，熬煮至熟烂即可。分数次温服。此方具有健脾祛湿的功效，适用于脾湿腹泻。

山药大枣粟米粥：山药 25 克，粟米 50 克，红枣 5 枚。先把粟米淘洗干净，放入锅中，加适量清水，再将山药、红枣一起放入锅中，熬煮至熟烂即可。每日 2 次。此方具有补虚暖胃、止泻之功效，对治疗因脾胃虚弱导致的腹泻有一定效果。

生活调养小提示

许多新鲜的蔬菜中都或多或少地含有亚硝酸盐或硝酸盐，当消化功能失调或胃酸过低时，可使得肠内硝酸盐还原菌大量繁殖，导致中毒。所以，在患有腹泻时应选择合理饮食，应减少蔬菜的进食量。

消化不良肠胃差，
山楂板栗来帮忙

消化不良是指反复或持续性上腹疼痛或自觉上腹不适，常在进餐后加重，是消化系统疾病的一个症状群。临床上一般表现为腹胀、易饱、反酸、嗳气、食欲不振，有的患者还伴有恶心、呕吐等症状。

消化不良属中医的"胃痛""嘈杂"等范畴，主要因为脾胃虚弱，气机不利，胃失和降所引起的，主要有以下四种类型。

肝气犯胃型 主要症状为胃脘胀痛、胸脘痞满、纳呆嗳气、易燥易怒、多发生于精神紧张、情志抑郁的人群，治疗上以疏肝理气、化滞消痞为主。

饮食停滞型 主要症状为脘腹胀痛、嗳腐吞酸、呕吐不消化食物，多发生于暴饮暴食的人群，治疗上以消食导滞、和胃降逆为主。

脾胃虚弱型 主要症状为胃脘痞满、嗳气、不思饮食、口淡无味等，多发生于脾胃虚弱的人群，治疗上以健脾益气、和胃化湿为主。

寒热互结、气不升降型 主要症状为胃脘痞满不痛、灼热嘈杂吞酸、口苦、肠鸣泄泻，治疗上宜辛开苦降、和胃消痞。

山楂板栗羹

特荐偏方

用料 山楂 150 克，豆浆 1000 毫升，栗子 100 克，白糖 150 克，水淀粉适量。

做法 将山楂洗净，去籽。栗子用沸水烫 3 分钟，山楂和栗子分别放入碗中，上笼蒸 40 分钟至软糯时取出。山楂捣烂成细泥状，加豆浆搅和均匀，放锅里，用大火煮沸，加白糖，用水淀粉勾芡，搅匀后撒入栗子即可。

此偏方仅从外观上看色泽红艳就令人食指大动，香气四溢扑鼻而来，味道更是酸甜可口。说起山楂，大家马上想到的必然是熟悉的酸酸甜甜的冰糖葫芦、山楂片等食品，其实山楂也是生活中家喻户晓的开胃佳品，很多助消化药的成分中都含有山楂，有的甚至山楂是其主要成分，可谓是治疗消化不良的灵丹妙药。

山楂，又名山里红、红果，又被成为"长寿果"，具有很高的营养和医疗价值。山楂含有多种有机酸、维生素C可以提高胃蛋白酶的活性，增加胃消化酶分泌，促进蛋白酶分解消化，特别对消食积滞作用更好。

而板栗更是干果中的佼佼者，素有"千果之王"的美誉，营养价值极高，中医认为板栗不仅能养胃健脾，补肾强筋、活血止血，也是抗衰老、延年益寿的滋补佳品。所以这个偏方既是治疗饮食停滞型消化不良的良方，同时也是一道营养价值极高的养生调理方。

其他对症小偏方

山楂大枣莲子粥：山楂50克，大枣30克，莲子30克，粳米50克。先将山楂、大枣、莲子洗净放入锅内，加适量清水，煮至莲子熟烂后，再放入粳米，待成粥后，即可食用。此方具有温胃健脾之功效，特别适用于脾胃虚弱型消化不良者食用。

油焖枳实萝卜：枳实10克，白萝卜250克，虾米皮、植物油、葱末、盐各适量。将枳实加水煎，取汁备用；白萝卜洗净切块，放入油锅中煸炒后，加入虾米皮、枳实汁及适量水，加盖煨煮至烂熟，再放葱末、盐略煮即可。此方具有行气消积、下气宽中之功效，适合于肝气犯胃型消化不良。

番茄山楂汤：山楂15克，番茄200克，姜2克，葱10克，植物油20克。将山楂去核切片，番茄、姜切片，葱切段；植物油倒入锅中加热至八成热后加入姜、葱爆香，再放入番茄、山楂及适量清水，大火煮沸后，改用小火煮30分钟即可。此方具有消食散瘀、降脂降压之功效。

胃痛胃胀不要急，缓胀痛泡杯佛手饮

　　胃痛、胃胀是生活中常见的一个症状，引起胃痛胃胀的原因有很多，多见消化不良，胃动力不足，急慢性胃炎，胃、十二指肠溃疡病，胃神经官能症等。胃痛胃胀除了胃脘疼痛之外还伴有打嗝、胀气、恶心、呕吐、腹泻、胸闷等表现。胃胀、胃痛不仅影响工作，还对我们的生活质量大打折扣，所以我们一定要对胃痛胃胀引起重视。

　　中医认为，胃痛多因寒邪犯胃、肝气郁结、饮食所伤或脾胃虚寒，引起脾胃功能失调所致，可分为虚寒胃痛、肝胃气痛、湿热胃痛三种。

　　虚寒胃痛　多由胃部感受寒邪导致寒凝气滞所致。主要表现为胃痛突然发作，怕寒喜暖，得温痛减，喜热饮，或四肢发凉。治疗上以温胃散寒、行气止痛为原则。

　　肝胃气痛　多由肝胃不和、肝气郁结不得疏泄，气郁伤肝，横逆犯胃所致。主要表现为胃脘胀痛，痛连两胁，遇烦恼则痛作或痛甚，胸闷嗳气，喜长叹息，大便不畅。治疗以疏肝解郁、理气止痛为原则。

　　湿热胃痛　多由饮食过度辛辣肥厚，使得湿热内蕴，气机不畅所致。主要表现为胃脘疼痛，痛势急迫，脘闷灼热，口干口苦，口渴而不欲饮，身重疲倦，恶心，小便色黄，大便不畅。治疗以清化湿热、理气和胃为原则。

特荐偏方

佛手饮

用料　鲜佛手25克。

做法　把鲜佛手洗净，放入杯中，用开水冲泡即可。代茶饮，每日2次。

　　每当夏秋交替之时，天气就会变得闷热潮湿，很多人就会出现恶心、腹胀、胃纳不香等身体上的不适，这时可以让佛手来帮助你缓解这些不适症状。比如上面的佛手饮就是一个很不错的选择！此方具有理气和胃、行气止痛的功效，特别适用于肝胃气痛胃痛患者服用。此外，用佛手作为胃痛胃胀患者的食疗药膳，做法可谓是百变多样，除了当茶饮，还可以煮粥做汤，如佛手柑粥、佛手瘦肉汤等。

佛手不仅有较高的观赏价值，而且还具有珍贵的药用价值。中医认为，佛手味辛苦，性温，具有芳香理气、疏肝解郁、健胃止呕、燥湿化痰的功效。常常用于治疗肝胃不和或脾胃气滞引起的病症，比如胸胁胀痛、胃脘胀痛、呕心、饮食不香等。

其他对症小偏方

茵陈煲猪瘦肉汤：茵陈 15 克，新鲜猪瘦肉 200 克，盐适量。将茵陈洗净，瘦猪肉切块，一同放入锅内，再加适量清水，中火煲汤约 1 小时。然后用盐调味，饮汤食猪瘦肉。此方具有祛湿热、健脾胃的功效，适用于湿热胃痛患者。

清炖鲫鱼：鲫鱼 250 克，橘皮 10 克，生姜 25 克，胡椒 2 克，黄酒 50 毫升，盐 2 克，葱 5 克，味精 1 克。先把鲫鱼去鳞鳃和内脏，清洗干净；生姜切片，放几片在鱼上，其余的生姜和胡椒、橘皮一起包扎在纱布中，并放入鲫鱼肚中；把黄酒、盐和葱一起放入锅中，加入适量清水，把鲫鱼放入锅中，隔水清炖 30 分钟后，把鲫鱼肚中的药包取出，放入适量的味精即可。此方具有温中补虚的功效。适用于虚寒胃痛、腹泻、腹痛患者。

其他居家养疗法

揉内关：用拇指揉按，定位转圈 50 次，两手交替进行，疼痛发作时可增至 200 次。

点按足三里：以两手拇指端部点按足三里，平时 50 次，痛时 200 次。

慢性胃炎难招架，
常饮陈皮生姜茶

慢性胃炎是胃黏膜的慢性非特异性炎症，临床分为浅表性、肥厚性和萎缩性胃炎。造成慢性胃炎的原因很多，饮食失调，如三餐不正常，不定时定量，暴饮暴食等是最主要的原因，其他如情绪受到刺激，劳累受寒，脾胃虚弱也会导致慢性胃炎。患有慢性胃炎的大多数患者常无症状或有程度不同的消化不良症状如上腹隐痛、食欲减退、餐后饱胀、反酸等，且这些症状常常反复发作，无规律性，疼痛经常出现于进食过程中或餐后，多数位于上腹部、肚脐周围、部分患者部位不固定，轻者间歇性隐痛或钝痛、严重者为剧烈绞痛。

本病属于中医学"胃脘痛"范畴，多由饮食不当而损伤脾胃，或因情志不遂，肝气郁结，横逆犯胃所致。根据症状不同，中医把慢性胃炎分为以下几种类型，在治疗上也应根据各种类型对症治疗。

食滞伤胃型 多因暴饮暴食，致使脾胃受损，食聚积于胃脘，主要症状为胃部胀满痞痛、恶心呕吐、嗳腐吞酸等，治疗以健脾和中、消食开胃为原则。

脾胃虚寒型 多是由于饥饱不定，或者是劳累过度，抑或是久病脾胃受损所导致的，主要表现为胃脘坠胀不舒、隐隐作痛、食欲不振、呕吐酸水、遇寒加重、遇暖则轻，治疗以补中益气、健脾温胃为原则。

胃阴亏虚型 多是由于胃痛时间过久，导致郁热伤阴，胃失去濡养导致的，表现为胃脘灼热疼痛、嘈杂似饿、口干口渴、大便干结，治疗以疏肝健脾、益阴养胃为原则。

热邪犯胃型 多是由于外界邪热侵犯胃部，或者是由于过度嗜酒、嗜食辛辣刺激以及肥腻浓厚的食物所致，主要表现为胃脘灼热疼痛、嘈杂易饥、口苦咽干、便秘，治疗以疏利中焦、清热和胃为原则。

肝郁犯胃型 多是由于肝气不得疏泄，横逆反胃导致的，主要为胃脘隐痛、两胁撑胀疼痛、嗳气频频、时有泛酸、食欲减退等症状，治疗以疏肝理气、健脾安胃为原则。

瘀滞伤胃型 多是由于肝气失去疏泄，气机不畅，血行瘀滞，从而形成血瘀引起慢性胃炎，主要表现为胃脘刺痛或锐痛、痛处拒按、时感胃部灼热嘈杂，治疗以活血化瘀、行气理胃为原则。

湿困脾胃型 多是由气候潮湿，或过度食用瓜果肥甘，致使湿邪内侵胃部；或脾失运输，水湿内盛所致。其主要表现为胃脘痞闷、少食即感胀、口淡无味、肠鸣漉漉、困倦懒动，治疗宜健脾祛湿、理气醒胃。

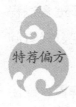

陈皮生姜茶

特荐偏方

用料 陈皮5克，生姜2片，红糖适量。

做法 将陈皮、生姜放入杯中，加入红糖，用沸水冲泡，代茶饮即可。1次1杯，每日2～3次即可。

本偏方具有理气健脾、燥湿化痰的功效，适用于肝郁犯胃型慢性胃炎患者饮用。

中医认为，陈皮味苦性温，有理气疏肝、燥湿健脾的功效，主要用于脘腹胀满、嗳气、恶心、呕吐、纳呆倦怠、大便溏薄以及咳嗽痰多等症状。陈皮的服用方法也有很多种，除了泡水喝之外，也可以制作成茶饮或者粥品。另外，由于陈皮在味道上带着一股橘子的清香，所以在日常烹饪的时候也有很多人喜欢将陈皮加入作为调料使用，这样不仅能够令食物的味道更加的具有风味，而且还可以起到很好的健脾和胃的保健效果。

虽说陈皮茶饮对于慢性胃炎所引起的各种不适症状有很好的缓解和治疗作用，但是如果使用不当，对身体也是极其不利的。所以，胃酸过多的人不能服用陈皮茶；服药期间不能服用陈皮茶；孕妇也尽量少饮陈皮茶。

其他对症小偏方

薏仁山药煎：薏苡仁、山药、白扁豆各30克，佛手柑9克。将以上材料用水煎服，每日1次，连服7～10日。此方具有健脾、清热、化湿的功效，适用于湿困脾胃型慢性胃炎。

木瓜姜汤：木瓜500克，生姜30克，米醋300毫升。将以上所有材料一同放入锅中，加适量清水煮汤。分2～3次服完，每2～3天服一次。此方具有健脾益气、温中和胃的功效，适用于脾胃虚寒型慢性胃炎。

胡萝卜山楂汤：鲜胡萝卜2个，炒山楂15克，红糖适量。将以上3种材料一起放入锅中，加适量清水煎煮1小时即可。此方具有消食导滞的功效，适用于食滞伤胃型慢性胃炎。

玉竹粥：玉竹20克，粳米100克，冰糖适量。将玉竹洗净，切片，加水煎取浓汁，去渣备用；将粳米洗净，连同煎汁放入锅中，加入适量清水，用大火煮沸，改为小火煮约30分钟至粥成，放入冰糖调味即可。此方具有滋阴清热、养胃生津的功效，适用于胃阴亏虚型慢性胃炎。

丹参赤芍香附汤：丹参10克，赤芍、砂仁、香附各6克。将以上所有药材放入锅中，加适量清水，煎汁服用，每日1剂，分2次服完。此方具有活血行气的功效，适用于瘀滞伤胃型慢性胃炎。

其他居家养疗法

揉按内关穴：用拇指揉按，定位后转圈36次，两手交替进行，疼痛发作时可增加至200次。

点按足三里穴：用两手拇指指端点按足三里，平时36次，疼痛发作时可增加至200次，力度稍重。

揉按腹部：两手交叉，以肚脐为中心揉按腹部画太极图，顺时针36圈，逆时针36圈。

轻松缓解胃下垂，
就用猪肚丝瓜络

　　胃下垂是指胃的纵轴向下延长，胃的下端明显降低，甚至可抵达骨盆腔内的疾病，多是由于膈肌悬力不足，肝胃韧带及腹肌松弛无力所致。根据其下垂程度的不同，临床上将其分为轻、中、重三度。轻度下垂者一般无症状，中度下垂者有上腹不适，饱胀，饭后更加明显，常伴有恶心、嗳气、厌食、便秘等症状，常在餐后腹部深处有隐痛感，站立及劳累后加重。重度下垂者常有消瘦、乏力、站立性昏厥、低血压、心悸、失眠、头痛等症状。本病多见于妇女，尤其是身体虚弱和多产妇女。

　　中医认为，胃下垂多是由于长期饮食失节，或劳累过度，致脾胃虚弱，中气下陷，升降失常所致。在治疗上以补中益气、升阳举陷为原则。

猪肚丝瓜络

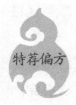

特荐偏方

用料 猪肚 1 具，干丝瓜络 120 克。

做法 将猪肚洗净，然后与干丝瓜络一起放入锅中，加入适量清水，煎煮 90 分钟，以猪肚烂熟为度，去掉丝瓜络。佐餐食用，6 天为 1 个疗程，每个疗程间隔 2 天。

　　此方具有补中益气、健脾胃的功效，适用于胃下垂患者。猪肚中含有大量的钙、钾、钠、镁、铁等元素和维生素 A、维生素 E、蛋白质、脂肪等营养成分。中医认为，猪肚味甘、性微温，具有健脾胃、补虚损的功效，主要用于虚劳消瘦，脾胃虚弱引起的腹泻，尿频或遗尿，小儿疳积等症。因猪肚对于健脾开胃和气血虚损有很好的食补作用，所以很多补中益气的食疗方都使用猪肚作为主料。如果在普通猪肚汤的基础上加上各种辅料、调味品，可以制作出不同风味的猪肚汤，特别对于身体虚弱者、术后病人、孕产妇等都具有很好的滋补作用。

生活中人们都知道猪肚无论是烹炒还是煮汤，都余味无穷，令人垂涎欲滴，却不是很清楚怎样才能将猪肚清洗干净，很多人认为使用盐擦洗就可将猪肚洗干净，其实这样做的效果并不是特别好，如果在清洗的过程中加入点醋，效果就会更好了。

丝瓜络，别名丝瓜壳，是丝瓜成熟、自然风干且富有弹性的网状体。据《本草纲目》记载，丝瓜络具有祛风通络、活血化痰、除热利肠、凉血解毒之功效。在食用时，煎汤宜生用，研末宜炒用，止血宜炒炭用。

其他对症小偏方

猪肚枳壳砂仁汤：猪肚 1 个，炒枳壳 20 克，砂仁 10 克。先把猪肚清洗干净，再把炒枳壳和砂仁放入其中，扎好，放入锅中，加入适量的清水，煮熟即可。趁热吃猪肚喝汤，1 个猪肚分 4 ~ 6 次吃完。此方具有温中和胃的功效，主要用于胃下垂。

升麻黄芪羊肉汤：羊肉 200 克，黄芪 10 克，升麻 10 克，盐适量。先将羊肉洗净，切块，同升麻、黄芪一起放入锅中，加适量清水炖煮，熟烂后，加盐调味，喝汤吃肉，直到症状缓解。此方具有升举阳气、补气固表的功效，适用于中气不足，气虚下陷所致的胃下垂。

生活调养小提示

一般情况下，胃下垂需要较长的时间才能恢复，在这期间，患者最好做到以下几点：

1. 少食多餐，主食应少吃，多吃一些容易消化的蔬菜。

2. 吃饭时可以蹲着吃，因为蹲着可以使腹部的脏器顶住胃部，帮助正常消化，减轻胃的负担，对于缓解和治疗胃下垂有帮助。

3. 饭后应注意休息，静坐休息半小时，有利于食物充分消化吸收。

夏季痢疾发病高，
试试马齿苋大蒜泥

　　痢疾，古称肠辟、滞下，是由痢疾杆菌引起的急性肠道传染病之一。一年四季均可发生，但是尤以夏秋两季最为多见，多发生于青壮年。主要症状表现为腹痛、里急后重、大便脓血、发热、便次频繁等。因痢疾杆菌进入人体数量多少的不同以及每个人的抵抗力不同，所以表现出的症状也不尽相同。

　　中医认为引起痢疾的病因主要是外感时邪疫毒，内伤饮食不节。痢疾发生的位置在肠，但是其与脾胃有着非常密切的关系。主要分为湿热痢、寒湿痢、疫毒痢和休息痢四种。

　　湿热痢　主要是由于感受暑湿、疫毒之邪，吃了不干净、生冷之物，致使大肠传导功能失职而造成的。表现为腹部疼痛、腹泻、里急后重、下痢赤白、黏冻或脓血、肛门灼热、伴有发热、恶寒、头痛等症状。治疗以清热化湿解毒、调气行血导滞为原则。

　　寒湿痢　主要是因为脾胃素虚，脏腑气弱，再加上贪凉受寒，外邪暑湿乘虚而入，以致寒湿不化而成。表现为下痢赤白黏冻、白多赤少，伴有腹痛拘急、里急后重、口淡乏味、头重身困等症状。治疗以温中化湿散寒、行气活血导滞为原则。

　　疫毒痢　主要是由于感受疫毒之邪，毒邪熏灼肠道，热毒内盛所引起的。表现为起病急骤、剧烈腹痛、下痢脓血、多紫红色、燥热口渴、头痛、胸满不食、呕吐恶心等症状。治疗以清热凉血解毒、化湿开窍导滞为原则。

　　休息痢　主要是因为痢疾日久，邪毒蕴结，脾胃气血受损所致。表现为以长期或反复发作的腹部隐痛、里急后重、粪质稀烂或便中带血。治疗以清热化湿为主，或兼补气血，或兼补脾肾。

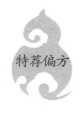

马齿苋大蒜泥

特荐偏方

用料 新鲜马齿苋、大蒜各适量。

做法 将马齿苋洗净，大蒜捣烂成泥状，然后用开水将马齿苋烫熟，用大蒜泥拌着食用即可。

本偏方在食用的过程中还可以加入适量白糖，味道酸辣中带着丝丝甘甜，食之美味可口。本方具有杀菌治痢的功效，尤其适用于湿热痢患者食用。另外，马齿苋是寒性食物，食用时拌些蒜泥，再加上醋和姜，这样还会起到驱寒的作用。

马齿苋又名马苋菜、母猪菜，是一种药食两用的植物。其 ω-3 脂肪酸含量较高，对降低心脑血管疾病的发生有很好的作用。中医认为，马齿苋味酸性寒，具有降肝火、清胃火的作用，所以民间经常用马齿苋来治疗拉肚子、痢疾等肠胃疾病。

其他对症小偏方

乌梅蜜：乌梅 500 克，蜂蜜适量。先用冷水将乌梅泡软去核，加水适量煎煮 20 分钟取汁，取汁 3 次，合并后浓缩，加蜂蜜 1 倍量，小火收膏，贮瓶备用。每次服 15 克，开水冲服，每日 2 ～ 3 次。此方适用于久治不愈的休息痢。

干姜粒：干姜适量。将干姜切成如黄豆大小的块，每次用米汤送服 6 ～ 7 粒，每日 4 次。此方可用治寒湿痢。

石榴皮饮：生石榴皮 30 克，红糖 1 匙。生石榴皮加适量清水煎煮，去渣取汁后加红糖内服，每日 2 次。此方用于治疗疫毒痢。

其他居家养疗法

选取神阙穴为主穴，滑肉门、大巨两穴位为备用穴。神阙穴隔盐灸 3 ～ 7 壮，如灸至腹内咕噜作响更佳。备用穴以艾条作雀啄灸，每穴每次灸 10 ～ 15 分钟，以局部皮肤潮红为宜。在流行期内灸 1 ～ 3 次。

便秘浑身不通畅，
可用甘薯叶来煎汤

便秘，从现代医学角度来看，它并不是一种疾病，而是一种常见的复杂症状，在程度上有轻有重，时间上有长有短。主要表现为排便次数减少、粪便量减少、粪便干结、排便费力等症状。引起便秘的原因有很多，尤其是现在人们生活压力大、精神状态差以及不良的生活习惯很容易引起便秘。虽然便秘不是很大的病，但是危害也是不可忽视的，比如对于女性来说，便秘堵塞毒素排出，影响美容。所以，为了健康美丽，就要告别便秘！

中医学认为，便秘的病因主要是由外感寒热之邪、内伤饮食情志、病后体虚、阴阳气血不足等所引起。本病病位在大肠，并且与脾、胃、肺、肝、肾等脏腑功能失调密切相关。根据病证寒热虚实的不同，在治疗上也应不同对待，实证以祛邪为主，虚证以养正为先，而热、冷、气之不同，分别施以泻热、温散、理气之法，辅以导滞之品，标本兼治，邪除则便通。

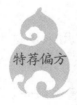

清煮甘薯叶汤

特荐偏方

用料 新鲜甘薯叶适量。

做法 将新鲜的甘薯叶洗净，放入沸水中煮3～5分钟，连汤带菜盛入碗中，吃菜喝汤，若感觉味道太淡，可加入适量盐调味即可。

此偏方简单易操作，是治疗便秘最可靠的食疗方。这是因为此方中有一种优质、无污染、营养丰富的绿色食材，那就是治疗便秘的明星 —— 甘薯叶！虽然生活中越来越多的人喜欢用甘薯叶做菜，却很少有人知道甘薯叶有什么样的功效与价值，那我们就来认识一下这位"蔬菜皇后"吧！

甘薯叶，我们一般使用的是秋天甘薯成熟后地上秧茎顶端的嫩叶，其营养成分丰富，特别是矿物质、维生素的含量较高，而且含有很多粗纤维，对于促进肠胃蠕动很有帮助，所以在便秘时选择番薯叶作为主材料是一种很不错的食疗方法。中医认为，甘薯叶味甘，性平微凉，具有生津润燥、健脾宽肠、养血止血、通乳通便、祛火解毒等功效，尤其适宜于贫血、便秘等患者食用。而且甘薯叶外观嫩绿，口感清香脆甜，既可凉拌素炒，亦可煎汤熬粥，做成药膳；既饱了口福，又可养生疗病。

其他对症小偏方

甘薯叶香梨饮：甘薯叶 150 克，香梨 1 个，蜜糖或果糖适量。将甘薯叶洗净切碎；香梨洗净削皮切小块。二者与冷开水一起放入榨汁机中搅打成汁，最后加入蜜糖或果糖调匀即可。可经常饮用。此方具有通利肠胃、减肥美容的功效。

炒甘薯叶：鲜嫩甘薯叶 500 克，花生油 15 克，盐 5 克。先将花生油放入锅中，加热至七成热，放入准备好的甘薯叶翻炒，快熟时放入盐翻炒几下即可。每天食用 1 次，连食 7 天。此方具有通便软坚的功效。

甘薯叶鸡蛋汤：甘薯叶 100 克，鸡蛋 1 个，葱、蒜各适量。先将甘薯叶洗净，锅中加适量清水，大火烧开后放入甘薯叶，鸡蛋打散，将蛋液慢慢滑入汤中，最后放入葱、蒜搅匀即可。此方不仅适用于便秘患者，常服用还可预防便秘及痔疮的发生。

生活调养小提示

1. 饮食清淡，多吃蔬果，禁吃高脂肪、高糖以及刺激性食物。

2. 养成每天定时排便的习惯，时间不要太久。

3. 如出现大便干燥，可以服用一些润肠通便的药物如槐角丸。

慢性阑尾炎常见病，
金银花煎剂减轻疼痛

慢性阑尾炎是指阑尾急性炎症消退后而遗留的阑尾慢性炎症病变，如管壁纤维结缔组织增生、管腔狭窄或闭塞、阑尾扭曲、与周围组织粘连等。主要表现为右下腹部的疼痛断断续续，呈隐痛或胀痛状态，多在饱餐、运动、长期站立后发作，常伴有食欲不振、消化不良等症状，慢性阑尾炎病程较长的患者，可出现消瘦、体重下降等体征。

中医认为，阑尾炎多因饮食不节、暴饮暴食、过食油腻、生冷等物，从而损伤肠胃，湿热内生；或饱食后急剧奔走，使肠道运化失常，导致气滞血瘀，湿热内蕴肠腑而导致。可分为蕴热型、湿热型、热毒型三种。

蕴热型 主要症状表现为转移性右下腹痛，腹痛呈持续性或阵发性加剧，伴有脘腹胀闷、恶心、嗳气、纳呆、大便秘结、小便清或黄。治疗应以清热化湿为主。

湿热型 主要表现为右下腹压痛加剧，腹痛剧烈，拒按明显，口干想饮，大便秘结，小便短赤。治疗以清热化湿为原则。

热毒型 主要症状表现为有弥漫性压痛，反跳痛及腹肌紧张，伴有高热或恶寒发热、汗出频繁，烦渴欲饮，面红目赤，唇干口臭，呕吐不食，大便多秘结或似痢不爽，小便短赤。治疗应以清热解毒为主。

金银花煎剂

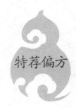
特荐偏方

用料 金银花6克，蒲公英10克。

做法 将以上药材一起放入锅中，加适量水，大火煎沸15分钟后滤出药液，再加水煎煮20分钟，去渣取汁，将两次滤出的药液混在一起，分服。每日2次，1个月为1个疗程。

我们对于偏方中的金银花和蒲公英是非常熟悉的，二者都具有清热解毒之功效，而且两者合用更能够强化清热解毒的作用，所以此方用于辅助治疗热毒型慢性阑尾炎具有良好的效果。

金银花，又名忍冬，是常用名贵中药材之一，自古被誉为清热解毒的良药，素有"中药抗生素""绿色抗菌素之称。中医认为，金银花性寒味甘，具有清热解毒、疏散风热、消炎抗菌的功效，用于治疗热毒痈疡、外感风热、温病初起等病症，均有显著的效果。金银花除了具有很高的药用价值之外，养生保健的作用也很神奇。经常饮用金银花茶不仅能起到解暑解渴、醒酒清脑、降脂减肥的作用，还可以防治高血压、冠心病、脑血栓等心脑血管疾病。由于金银花性寒凉，吃多了会影响脾胃的运化，所以脾胃虚弱者不宜常用此味药。中医认为，蒲公英性寒味苦，具有清热解毒、消肿散结、利湿通淋的作用，常用于治疗痈肿、热毒、疮疡、湿热黄疸、咽喉肿痛等病症。此外，蒲公英含有大量对身体有益的健康营养物质，如蒲公英醇、蒲公英素、胆碱、有机酸、菊糖以及多种维生素和微量元素，不仅药用价值不错，还可以做汤、炒菜作为日常的保健养生食物食用。

🫖 其他对症小偏方

薏仁冬瓜子汤：薏仁 50 克，冬瓜子 25 克，丹皮、桃仁、紫花地丁各 15 克。将薏仁淘净，与其他药材一起放入锅中，加清水 300 毫升，煎煮至 100 毫升时，滤出汁液，再煎煮 1 次，最后将两次汁液混合后分 2 次服用，每日 1 剂。此方具有清热祛湿、消炎化脓的功效。适用于湿热型慢性阑尾炎。

大黄牡丹汤：大黄 3 克，牡丹皮 3 克，桃仁、冬瓜仁、芒硝各 9 克。将大黄、牡丹皮、桃仁、冬瓜仁四味药放入锅中，加适量清水，煎煮取汁，然后在药汁中放入芒硝，待沸腾融尽芒硝后，1 次服完。此方具有泻热，散结消肿之功效，适用于蕴热型阑尾炎患者。

防治慢性肾炎，
常饮冬瓜鲤鱼汤

慢性肾炎是肾脏非化脓性的炎性病变，也是肾脏疾病中最常见的一种。肾炎种类很多，最常见的是急性肾炎和慢性肾炎。急性肾炎多发病于儿童，发病前常有链球菌感染史，一般起病急，患者出现血尿、蛋白尿、水肿和高血压，为自限性疾病。慢性肾炎一般病史较长，病变较缓慢，主要表现为尿蛋白、血尿、高血压、水肿等症状。

慢性肾炎属于中医学的"水肿""腰痛""虚劳"范畴，认为肾炎的发生是由于风寒、风热、热毒、湿热等病邪反复入侵，再加上内伤七情、饮食不节、酒色劳倦等各种因素造成脏腑虚损而引起的。将其分为以下六种类型。

脾虚湿困 表现为面色浮黄，早晨起床眼睑浮肿，易疲倦，腹胀便溏，下肢浮肿，按之凹陷。多见于慢性肾炎早期，肾功能正常。治疗以益气健脾、利水消肿为原则。

肺肾气虚 表现为面浮肢肿，少气乏力，易患感冒，腰脊酸痛，小便量少，伴有咳嗽流涕，头痛发热。多在感染外邪时症状加重。治疗上以补益肺肾、解表祛邪为主。

阳虚水泛 表现为面色苍白，浮肿明显，畏寒怕冷，腰脊酸痛，易疲惫，尿少便溏，常伴有遗精、阳痿或月经不调等症状。治疗以温肾健脾、行气利水为原则。

肝肾阴虚 表现为目睛干涩，视物模糊，头晕耳鸣，身心烦热，口干咽燥，腰腿酸软，肢体轻度浮肿。多见于高血压患者。在治疗上以滋补肝肾、平肝潜阳为主。

气阴两虚 面无光泽，少气乏力或易感冒，午后低热或手足心热，口干咽燥或长期咽痛，咽部暗红。常见于慢性肾炎后期，气血受损。治疗以益气养阴和血为主。

脾肾衰败 表现为面色萎黄，腰腿酸软，倦怠无力，恶心呕吐，尿少或清长，轻度水肿，烦躁不安。多见于慢性肾炎后期。治疗以补益脾肾、降浊祛湿为原则。

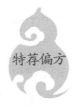

冬瓜鲤鱼汤

用料 冬瓜 500 克，鲤鱼 200 克。

做法 先将鲤鱼开膛、去鱼鳞，并清洗干净；然后把冬瓜洗净，削皮、切成块，和鲤鱼一起放入锅中，加适量清水，清炖即可。吃鱼肉喝汤，每天 1 次。

此方有助于消肿利水，适于脾虚湿困型慢性肾炎早期、恢复期以及泌尿道感染的患者食用。

偏方中的冬瓜具有辅助降血压、保护肾脏、减肥降脂等多种养生保健功效。中医认为，冬瓜味甘性凉，具有润肺生津、利尿消肿、清热祛暑、解毒排脓的功效，可用于辅助治疗水肿、痰喘、暑热、痔疮等症。

鲤鱼又名鲤拐子，是我们餐桌上常见的美食之一。鲤鱼富含人体必需的蛋白质、氨基酸、各种矿物质、不饱和脂肪酸、维生素A和维生素D等，多吃鲤鱼可以有效防治动脉硬化、冠心病等疾病。中医认为，鲤鱼味甘性平，具有补脾健胃、利水消肿、通乳、清热解毒等功效，对各种水肿、腹胀、少尿、黄疸、乳汁不通都有较好的改善和辅助治疗作用。

其他对症小偏方

花生红枣汤：红枣 60 克，花生（带衣）60 克。将红枣洗净，同花生一同放入锅内，加适量清水，大火煮沸后，改用小火煲至花生熟烂即可。吃花生、红枣，饮汤，连服 1 周。此方有补脾和胃、滋阴养血的功效，适用于气阴两虚型慢性肾炎患者。

大蒜鸭：鸭 1 只，大蒜 50 克。先将鸭子去毛，开膛，取出内脏，清洗干净，然后把大蒜去皮填进鸭腹内，放入锅中蒸熟。食肉喝汤，每 3～5 日食用 1 次。此方具有补中益气、宣窍通闭的功效。适用于肺肾气虚型慢性肾炎的食疗。

鳖蒜汤：鳖肉 500 克，大蒜 100 克，白糖 20 克，白酒 10 毫升。把鳖肉、大蒜、白糖、白酒一起放入锅内，加适量清水，大火煮沸后改用小火炖至熟烂即可。饮汤食肉。此方具有补肾益精的功效，适用于脾肾衰败型慢性肾炎患者的食疗。

黄芪糯米粥：黄芪 30 克，糯米 90 克。将黄芪洗净，加水 200 毫升，煎至 100 毫升，去渣留汁；糯米再加水 300 毫升，煮至米花汤稠为度，然后将黄芪汁倒入粥中，每早晚温热各服 1 次，7～10 天为 1 个疗程。此方具有益气健脾、利水消肿的功效，适用于阳虚水泛型慢性肾炎。

其他居家养疗法

1. 选取外关、风门、肾俞、阴陵泉。采用单纯拔罐法，拔罐后留罐 10 分钟，每日 1 次，5 次为 1 个疗程。此法适用于实证。

2. 选取尺泽、外关、合谷、肺俞、三焦俞、阴陵泉。采用单纯拔罐法，拔罐后留罐 10 分钟，每日 1 次，5 次为 1 个疗程。此法适用于实证。

3. 选取肾俞、气海俞、大肠俞、关元。采用灸罐法，先用艾条点燃温灸各穴 15 分钟，以皮肤有温热感及感觉舒适为宜，吸拔火罐，留罐 10 分钟，每日 1 次，10 次为 1 个疗程。此法适用于虚证。

生活调养小提示

1. 避免过度劳累，精神压力过大。以免使慢性肾炎病情加重。

2. 要养成良好的生活习惯，保持有规律的生活；多参加户外活动，加强身体锻炼，但要注意强度，每次锻炼不宜疲乏。

3. 防治病毒或者细菌感染引起的疾病，如感冒、扁桃体炎等。

打嗝不是病胜似病，
莱菔子陈皮汤和胃降逆

想必每个人都经历过吃东西吃得过饱、过快，受到寒冷刺激等都会导致"打嗝"。虽然轻度"打嗝"不算病，但时间长了停不下来，确实让人很头疼。小孩子打嗝也无伤大雅，但成年人不停打嗝，确实会在一些重要场合，比如面试、公开课、重要的宴会、浪漫的约会等受到影响。更重要的是，长时间打嗝，人也会非常难受。

中医学认为，胃气在正常情况下应以下降为顺，如果胃气不和，不降反升就会气逆动膈，从而引发打嗝，中医称为呃逆。

其实，打嗝是个正常的生理现象，平时进食或饮水过快、突然吃进刺激性食物、吸入冷空气、大笑、姿势改变使肋间肌所承受的压力骤然改变时，都可能引起打嗝。

虽然大部分情况下打嗝是个正常的行为，没什么好担心，但有时候也是疾病的征兆。连续性或顽固性的打嗝，常常是由脑血管或神经疾病、尿毒症、糖尿病并发酮中毒等紧急情况引起，也有可能是一些严重疾病的晚期表现。所以，老年人出现打嗝增多、或是打嗝时间超过两天以上，最好去医院就诊。

特荐偏方

莱菔子陈皮汤

用料 莱菔子 120 克，陈皮 60 克，生姜 30 克，白酒 1 杯。

做法 将以上药材加清水 2000 毫升，煎煮 15 分钟，取药液即可。温服，每日 1 剂，分多次服用。

莱菔子味辛、甘，性平，归肺、脾、胃经，具有消食除胀、降气化痰的功效，适用于饮食停滞、脘腹胀痛、大便秘结等病症；陈皮味苦、辛，性温，归肺、脾经，具有理气健脾、燥湿化痰的作用，适用于胸脘胀满、食少吐泻、咳嗽痰多等病症；生姜味辛、苦，性温，归肝、脾、肾经，具有散寒止痛、温经止血的功能；白酒具有活血化瘀、祛寒除湿的功效。

其他对症小偏方

砂仁生姜酒：砂仁、生姜各 30 克，黄酒 300 毫升。将砂仁洗净，研磨成细末；生姜洗净，与砂仁末一起捣烂，再倒入加热的黄酒，泡饮即可。每日服用 3 次，早中晚分服，每次服用 25 毫升。本方有利于温中健脾，缓解打嗝、反胃等不适。

姜附酒：取干姜 60 克，香附 40 克，黄酒 500 毫升。将干姜、香附分别切成细碎，装入瓶内，倒入黄酒，浸泡 7 日。每日温服，每次喝 30~50 毫升。本方有利于缓解打嗝不适。

其他居家养疗法

推荐两款快速止住打嗝的足浴方。

足浴方 1：取吴茱萸 20 克，苍耳子 20 克，肉桂 5 克。将以上药材一并研为细末，用热水冲泡后洗双脚即可。每次 10 克，每天 1 次，每次泡 30 分钟。

足浴方 2：取山楂 50 克，青皮、陈皮各 25 克，薄荷 12 克。将以上药材用适量清水煎煮半小时，取汁，然后与 2000 毫升开水倒入盆中浴足，先熏后洗，早晚各 1 次，每次半小时。

足浴后，再配合穴位及反射区的按摩，可加快止住打嗝。

按摩足部反射区：用中度或重度手法按揉喉、气管及食管、肺及支气管、胸腔、甲状旁腺反射区各 30 次，至局部感觉温热为宜。

按揉足部穴位：用拇指或中指按揉太冲穴 30 次，力度适中，至局部感觉酸胀即可。

第二章

外伤磕碰有偏方，巧选妙用疗效好

外伤是损伤病症的一个分类，一般是指身体由于收到外界物体的打击、碰撞、化学物质的侵蚀以及虫兽咬伤、烫烧冻伤等造成的皮肤、肌肉、筋骨的损伤。人要进行各种各样的活动，就无法避免外界的磕磕碰碰。一旦发生外伤，若处理不及时，很容易引起伤口出血、感染等情况。因此，在生活中学习一些急救知识来应对各种外伤显然是非常必要的。

本章向大家介绍了生活中经常发生的各种外伤，并推荐了一些偏方，来辅助处理外伤，从而加快外伤的痊愈，以免引起不必要的后果。

烧伤烫伤易留疤，
黄蛋油收敛生肌效果佳

日常生活中总会有一些人因为意外或者不小心被烧烫伤，亲身经历过的人都知道即使是很轻的烧烫伤也会疼痛难忍，而且如果保养得不好还会留下大面积的伤疤，所以面对烧烫伤人们都是心有余悸的。

烧伤一般指热力，包括热液、蒸汽、高温气体、火焰、炽热金属液体或固体等所引起的组织损害，主要指皮肤或黏膜，严重者也可伤及皮下或黏膜下组织，如肌肉、骨头、关节甚至内脏。烫伤是由热液、蒸汽等所引起的组织损伤，是热力烧伤的一种。临床上烧伤可以分为轻度烧伤、中度烧伤和重度烧伤。其实，烧烫伤是生活中常见的意外伤害，一般情况下，如果烧伤程度比较轻的话，可以自己在家里做简单的处理，但是对于烧伤比较严重的患者，一定要及时去医院进行救治，以免因感染引起各种并发症而危及生命。

中医认为烧烫伤主要是因火毒炽盛，伤津耗液，损伤阳气，致使气阴两伤；抑或是因为火毒侵入营血，内攻脏腑，导致脏腑失和，阴阳平衡失调，重者可致死亡。因此在治疗上应以清热、解毒、滋阴为主。

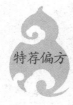

黄蛋油

特荐偏方

用料 鸡蛋20个。

做法 先将鸡蛋洗净，用水煮熟，剥掉蛋壳和蛋白，只留下蛋黄；然后放入平底锅内，用木铲压碎；用中火干煎，连续翻炒使蛋黄均匀受热。大约30分钟，用锅铲按压出蛋黄油；最后将蛋黄油倒进碗中。等冷却后，用纱布过滤，把粗碳粒滤掉，留下黑色的蛋黄油即可使用。

蛋黄油具有清热润肤、消炎止痛、收敛生肌和保护疮面的作用，被称为民间食疗第一神方。早在1000多年前的验方中就有关于蛋黄油治疗烧烫伤的记载，而且蛋黄油除了外涂治疗湿疹、烫伤、冻疮、口疮、痔疮之外，还可以内服，主要用于治疗胃溃疡、小儿消化不良、百日咳等病症。既然蛋黄油有这么多的治病功效，下面我们就具体认识一下蛋黄油吧！

蛋黄油是从鸡蛋的蛋黄中煎取出来的油，又称鸡子鱼、凤凰油等，为治疗轻度烫伤的良药，这是因为蛋黄油中含有丰富的维生素A、维生素D和卵磷脂等物质，而这些物质对人体皮肤的再生和代谢有着重要作用，特别是对于水火烫伤效果更佳。

生活中如果遇到小面积的烧烫伤后，先用清水冲洗或浸泡患处30分钟，这样可使得伤痛和皮肤红肿大幅度减轻，然后再用生理盐水将烧伤面洗净后涂上蛋黄油，每日1～2次。轻度烫伤涂上蛋黄油后会有清清凉凉的感觉，这样不但可以使疼痛减轻，还可以使受损皮肤渗液减少，改善局部营养，促进创面愈合，不留任何烫伤痕迹。所以，经常自制一些蛋黄油，可作为家庭的备用药，以备不时之用。

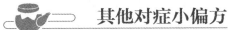 **其他对症小偏方**

西瓜皮冰片膏：西瓜皮100克，冰片2克，香油3毫升。将西瓜皮晒干，烧成灰，然后加入冰片，磨成粉末，用香油搅拌均匀成膏状即可。敷到患处。此方具有清热解毒、防腐的功效，主要用于烧伤、烫伤。

鸡蛋酒：鸡蛋1个，低度白酒10毫升。将鸡蛋打破，取其蛋清，然后把蛋清同白酒搅拌均匀即可。此方具有消炎止痛的功效，用于烫伤、灼伤。

蚊虫叮咬不要挠，
醋止痒消肿有奇效

夏天，蚊虫孳生蔓延，不论我们采取多么严密的防护措施，总是无法避免蚊虫送来的"红包"，又痒又难受，不仅给我们正常的工作和生活带来了不小的困扰，而且还会传染很多疾病。

虫咬皮炎是蚊虫叮咬引起的最常见的皮炎，又叫做丘疹性荨麻疹。蚊虫通过喙刺伤皮肤后就会出现刺痛的感觉，这时其唾液或毒液就会侵入皮肤，被咬过的皮肤上就会出现"疙瘩"，有时候还会带有小水疱，奇痒难耐。虫咬性皮炎的表现为叮咬处出现丘疹、风团、水肿性红斑、水疱、丘疱疹、瘀点瘀斑等。可发生于身体各部位，并伴有不同程度的瘙痒、刺痛感，其中以皮肤瘙痒最为常见。严重的患者，还可出现脓肿、乏力、高热等全身的症状。还有一种蚊虫叮咬引起的皮炎叫做隐翅虫皮炎。隐翅虫是一种黑色的飞蛾样昆虫，它一般不会主动叮咬人，但当其落在皮肤上被拍死后，就会放出毒液，皮肤就会出现片状的红斑，红斑上大多有密集的小脓疱，自觉局部灼热、疼痛，严重者也可出现发热、头痛、头晕、淋巴结肿大等全身症状。

很多人在被蚊虫叮咬红肿后都喜欢用手使劲挠，其实这是不对的，很容易引起感染。要想完全避免蚊虫的叮咬几乎是不可能的事情，但是我们可以在蚊虫叮咬后，利用身边的一些材料来缓解瘙痒症状。

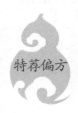

特荐偏方

水兑醋

用料 醋适量。

做法 用 1/3 杯水，加上 1 ~ 2 汤匙 9% 浓度的醋，将水调和成略酸性，以免灼伤皮肤，然后用湿巾蘸上醋来敷伤口。

中医认为，醋性温味酸苦，具有散瘀止血、止痒消肿、解毒杀菌的功效。所以，用水兑醋可以有效的缓解蚊虫叮咬引起的瘙痒、疼痛等不适症状。现代医学研究表明，醋中含有丰富的氨基酸、乳酸、多种有机酸以及多种矿物质，能够起到增强食欲、促进消化、降低血压、降低血脂、软化血管的作用。经常吃醋还能够起到缓解疲劳、防治感冒的作用。

在生活中，醋的妙用有很多，既可解腥味，又可添香味；既可当催熟剂，又可当防腐剂；在炒菜时加少许醋可防止维生素流失；炖鱼时放点醋可以使鱼骨中的钙质更容易被人体吸收。醋不论作为调味品，还是作为生活用品，都是很不错的选择，但是也有禁忌，醋中所含的醋酸可使某些药物不能发挥效用，降低药效，所以正在服药的人不宜食醋。另外，患有胃溃疡或者胃酸过多的患者也不宜食醋，因为醋中的有机酸具有腐蚀和分泌的作用，会加重病症的发展。

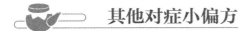 **其他对症小偏方**

七叶一枝花酒：七叶一枝花 30 克，白酒 250 毫升。先将七叶一枝花洗净，然后放入白酒中浸泡，待酒成黄色后，取适量涂在被蚊虫叮咬的地方即可。此方具有止痒消肿的功效，适用于蚊虫叮咬引起的肿痛。

白胡椒酒：白胡椒 20 克，60 度白酒 100 毫升。将白胡椒捣碎浸泡在白酒中，将容器密封置于阳光下暴晒 3 ~ 7 天，即可涂抹蚊虫叮咬处，每天 1 ~ 2 次。此方具有镇痛、止痒、消肿的功效，主要用于蚊虫叮咬。

生活调养小提示

在蚊虫滋生的季节，采取一些积极的措施也可以将其拒之门外！

1. 可以在身体上或周围的环境中喷洒上驱蚊效果好的花露水、涂抹风油精或者使用电蚊香等这些对蚊虫有强刺激气味的东西。

2. 平时可以攒点柑橘皮，晒干，待蚊虫多的季节在屋内点燃干橘皮，既能驱蚊，又可消除屋内异味。

蜜蜂蜇伤伤虽小，
大葱可有大功效

当春暖花开的季节，人们都会利用闲暇时间到林间或者草地上踏青，呼吸新鲜空气，感受大自然的魅力，这时就会有意或无意地惹怒忙碌着采花粉的小蜜蜂或者侵犯它们的家，进而遭受到他们的攻击而被蜇伤。如果是被一只蜜蜂蜇伤后，只会在蜇伤的部位出现红肿、疼痛，很少出现全身症状，并且经过适当的处理在数小时后可自行消退。但是如果被成群的蜜蜂或者是大黄蜂蜇伤后，就会出现头晕、恶心、呕吐、心跳加快等全身症状，严重者甚至出现休克、昏迷和死亡。所以对蜂蜇伤也要引起重视。

中医认为，蜂蜇伤的病因是火毒入侵，致使经络阻塞，气血瘀滞，出现局部肿胀疼痛。主要症状表现为局部肿胀疼痛，渗血，或有水疱、血疱、瘀斑，严重者可引起局部组织坏死，发热，头痛，恶心呕吐，脉细弱，血压下降等全身症状，甚至危及生命。在治疗上以泻火解毒、凉血活血为主，并且外治法是主要治疗原则，如果是症状严重者，则需要加以内服清热解毒药物。

蜂蜜大葱泥

特荐偏方

用料 大葱 30 克，蜂蜜 20 克。

做法 先将大葱洗净，捣烂成泥状，然后倒入蜂蜜并搅拌均匀即可。把葱泥均匀地涂到患处，每日换药 3 次，3 天为 1 个疗程。

本偏方具有清热、解毒、止痛的作用，可以治疗蜜蜂蜇伤，同时对蛇咬伤、蝎子蜇伤也有很好的缓解和治疗的功效。

蜂蜜中含有果糖、葡萄糖、酶、蛋白质、维生素及钾、钠、钙等多种矿物质，被称为"血清之王"，是被广泛认知的天然营养食品。中医认为，蜂蜜味甘性平，具有滋阴润燥、补虚润肺、清热解毒、调和诸药的作用。此外，长时间过量食用蜂蜜，会导致胰岛素分泌不足，易引发糖尿病。因此，蜂蜜不可多服，正常人每天 20 克左右即可。

大葱不仅是一种很普遍的调味品，而且还能防治疫病，可谓是真正的佳蔬良药。大葱所含的挥发油中的蒜辣素成分具有较强的杀菌止痛作用。中医认为，大葱味辛性微温，具有发表通阳、解毒调味、发汗抑菌的功效，主要用于风寒感冒、恶寒发热、头痛鼻塞、阴寒腹痛、痢疾泄泻、虫积内阻等病症。

其他对症小偏方

生茄子泥：生茄子 1 个，白糖适量。将生茄子捣烂成泥状，然后与白糖拌匀，涂抹于患处即可。另外，也可以将茄子切开，直接搽患处。此方具有清热解毒、化淤消肿的功效，可辅助治疗蜂蛰伤和蜈蚣咬伤。

生活调养小提示

生活中一旦被蜂蛰伤后，应该懂得如何处理，下面为大家介绍被蜂蛰伤后的急救处理方法。

1.清洗：被蜂蛰后，先要用温水、肥皂水或者盐水清洗伤口。如果伤口处有残留的蜂刺，应先将其拔掉。

2.涂药：可以使用万花油、红花油等，也可将生姜、大蒜、马齿苋等捣烂，涂在伤口处。

3.就医：如果出现头痛、头昏、恶心、呕吐、烦躁、发热等症状时，应立即到医院治疗。

脱肛保养很重要，
多吃牛肉粳米饭

脱肛是指肛管、直肠甚至乙状结肠下端向下移位突出于肛门外的一种病理状态，医学上称"肛管直肠脱垂"，是一种很常见的肛肠疾病，任何年龄段均可发病，尤以儿童和老人以及新产妇，或有长期泻痢、咳嗽等病史的人最为多见。主要表现为感觉有肿物自肛门脱出。在脱肛早期，因肿物较小，可自行缩回。到了晚期，在咳嗽、喷嚏、走路、久站时便可脱出，黏膜常受刺激可发生充血、水肿、糜烂和溃疡。

中医认为，脱肛多因气虚下陷，长时间腹泻不愈；或是由于小儿气血未旺，中气不足；或年老体弱，气血不足；或妇女分娩过程中，耗力伤气导致肛管直肠向外脱出。脱肛可分为中气不足型和下焦湿热型两类。

中气不足型 主要表现为直肠黏膜或全层脱出，轻重不一，有的排便时脱出，有的增加腹压时脱出，黏膜色淡红，黏液不多，里急后重及肛门坠胀疼痛感不明显，伴食纳不佳。治疗以补中益气、固摄升提为原则。

下焦湿热型 主要表现为直肠黏膜或全层脱出，灼热肿痛，血性黏液较多，肛门坠胀，疼痛剧烈。治疗以清热利湿、解毒消肿为原则。

牛肉粳米饭

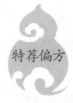

特荐偏方

用料 新鲜牛肉 100 克，粳米 50 克，生姜 5 克，酱油 3 克，花生油 10 克。

做法 将牛肉清洗干净，剁成肉泥，放入碗中；生姜制成姜汁倒入牛肉中，搅拌均匀，然后放入花生油和酱油，搅匀。粳米放入锅中，加适量清水，用大火煮沸后改用小火煮 30 分钟；把牛肉倒入粳米饭上，摊开，再用小火煮 15 分钟即可。

此方中所用的牛肉与粳米都具有补中益气、健脾养胃的功效，对于中气不足型脱肛有非常好的食疗作用。

在古代就有"牛肉补气，效同黄芪"之说。中医认为，牛肉具有补中益气、滋养脾胃、强健筋骨、化痰息风、止渴止涎的功效，特别适用于中气下陷，气短体虚，筋骨酸软和贫血久病及面黄目眩的人群食用，因此对于中气不足型脱肛有着很好的固摄提升作用。此外，牛肉中还富含氨基酸、维生素 B_1、维生素 B_2、维生素 B_6、钙、铁等营养成分，有强筋壮骨、补虚养血的作用，能有效提高人体抗病能力。

粳米作为常见的主食，含有多种人体必需的氨基酸以及脂肪、钙、磷、铁、B 族维生素等多种营养成分，具有养阴生津、除烦止渴、健脾胃、补中气、固肠止泻的功效。

其他对症小偏方

甘炒田螺：田螺 100 克，花生油 15 克，黄酒 30 克，盐 1 克，酱油 3 克，胡椒粉 3 克，大葱 10 克，生姜 5 克。先将田螺清洗干净，用剪刀把其尖端剪去；大葱切成段；生姜切成片。锅中倒入花生油，待油七成热后，放入田螺翻炒，待田螺上的盖子脱落时，放入黄酒、葱段、姜片，大火煸炒，加入盐、酱油，然后加入适量清水，用小火煮 10 分钟后，最后放入胡椒粉，搅拌均匀即可食用。此方具有清热解毒、除湿利水的功效，适用于下焦湿热型脱肛。

其他居家养疗法

1. 用拇指指端按揉百会穴 500 次，头维穴 100 次。

2. 按揉气海、关元、肝俞、脾俞、胃俞各 300 次。

3. 按揉长强穴 300 次，并用拇指螺纹面向上直推 100 ~ 300 次。

4. 擦左右涌泉穴各 100 次。

以上穴位，每日按摩一遍，5 日为 1 个疗程。

小肛裂能自愈，
葱须花椒好得快

肛裂是齿线以下肛管皮肤破裂形成棱形裂口或溃疡的一种常见的肛管疾病，好发于中青年人。多数肛裂是由于长期便秘、粪便干结引起的排便时机械性创伤。主要表现有疼痛、便秘和便血，有的可伴有肛门瘙痒、分泌物、腹泻等。虽然肛裂是一种较为常见的疾病，但是它直接影响到人们日常的工作和生活，因此及时的治疗是非常必要的。

中医认为肛裂的发生多由燥火、湿热蕴结肛门以及血虚肠燥所致。

（燥火便结）多是由于燥火结于胃肠，灼伤津液，粪便坚硬干结，难以排出，强努而损伤肛门，造成裂口，导致肛裂。表现为大便坚硬燥结，排便时肛门剧烈疼痛，便后略有缓解，便血多呈点滴状，常伴有心烦意乱，口苦咽干等症状。治疗以清热泻火、润肠通便为原则。

（湿热蕴结）多是由于外感湿热邪气，内积醇酒肥甘，以致湿热蕴结胃肠，下注肛门而成肛裂。症状表现为便时腹痛不适，排便不爽，肛门坠胀，时有黏液鲜血，或可带有脓血。治疗以清热化湿、润肠通便为原则。

（血虚肠燥）多因素体虚弱，气血两亏，便下无力，大便艰涩，引发肛裂。症状表现为便时肛门疼痛，流血，大便秘结，皮肤干涩，口干舌燥，心烦失眠，午后潮热。治疗以凉血养血、润燥通便为原则。

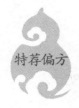

葱须花椒水

特荐偏方

（用料）葱须7根（陈年的最好），花椒1小把，盐1勺。

（做法）将葱须洗净，同花椒一起加入清水浸泡2小时，然后用大火煮开后倒入盆中，患者坐在盆上先熏后坐浴10～15分钟。每日1次。

此方具有清热泻火、止痛消肿的功效，适用于燥火便结型肛裂患者使用。不过在熏或者坐浴的时候，一定要注意掌握好水温，以免烫伤，以 35 ~ 40℃为宜。

花椒，又名川椒，既是一种常用的调味料，也是一味中药。中医认为，花椒性温味辛，具有温中散寒、除湿止痛、杀虫解毒、止痒等功效。研究表明，花椒中含有挥发油，主要成分为柠檬烯、枯醇、牛儿醇，并含有植物甾醇及不饱和有机酸等多种化合物。使用花椒煎取的水，可以起到杀菌消肿、止痛止痒的作用。如趁热熏蒸坐浴，能消炎镇痛、收敛止血的同时，还能改善创面血液循环，促进肛门括约肌松弛，有助于肛裂愈合。所以，本方对治疗轻度肛裂非常有效果，但是对于肛裂特别严重的患者，则应该就医。另外，肛裂易复发，患者治愈后也要注意预防便秘，饮食上也要忌食辛辣刺激性的食物。

葱须是本方中的另一味中药。中医认为，葱须性平味辛，具有疏风散寒、解毒的功效。人们在平时做饭的时候，都会将切下的葱须随手扔进垃圾桶里，其实，这完全是一种浪费。如果将其攒在一起，洗净、晒干，然后收起来，当感冒季节来临的时候，煮点葱须水，对辅助治疗感冒特别管用。

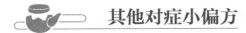 **其他对症小偏方**

白及猪胆汁：鲜猪胆汁 100 毫升，白及 15 克，五味子 8 克，黄柏 5 克，冰片 1 克。将白及、五味子、黄柏、冰片一起研成细末放胆汁内浸泡 6 小时，然后用小火煎 10 分钟，滤渣取汁，用纱布蘸药液涂敷创面，每日 2 次，敷药 3 ~ 4 天可愈。此方具有敛肺降火、收湿敛疮的功效，适用于治疗湿热蕴结型肛裂。

抱石莲汤：抱石莲全草 200 克。将抱石莲洗净，放入锅中水煎 2 次，煎液合并后分 2 次服用。2 剂为 1 个疗程。此方具有凉血止血、清热解毒的功效，主治血虚肠燥肛裂引起的出血。

痔疮痛苦难启齿，
黄酒赤小豆帮你减痛苦

痔疮是人体直肠末端黏膜下和肛管皮肤下静脉丛发生扩张和屈曲所形成的柔软静脉团，是一种位于肛门部位的常见疾病。任何年龄都可发病，并随着年龄增长，发病率逐渐增高，素有"十人九痔"之说。根据所在部位的不同，痔疮可分为内痔、外痔、混合痔三种，主要表现为便血、脱出、肿胀、疼痛、黏液溢出等症状。

中医认为，痔疮多因饮食不节，过度食用生冷、辛辣的食物，饮酒过度，或者是因为长期便秘，从而导致血液淤积，结滞不散，形成痔疮。痔疮可分为风热肠燥型、脾虚气陷型、湿热下注型、气滞血瘀型四种类型。

风热肠燥型 症状表现以便血鲜红、量多，滴血或射血，舌红苔薄黄，脉弦数为主。使用偏方改善时应以散风清热、凉血止血为主。

脾虚气陷型 症状表现为肛门下坠，痔核脱出，便血色淡，舌淡苔白，脉细弱。治疗应以健脾益气、升提固脱为主。

湿热下注型 症状表现为便血颜色暗淡、量少，肛门部位肿胀疼痛，舌红苔黄腻，脉滑数。治疗时应以清热利湿、消肿止痛为主。

气滞血瘀型 症状表现为肛门肿胀、皮肤肿起颜色发紫且有淤块，疼痛明显，舌呈暗红色有淤斑，脉弦数。治疗时应以活血化瘀、行气消肿为主。

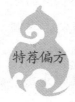

黄酒浸赤小豆

特荐偏方

用料 赤小豆 500 克，陈醋 1000 毫升，黄酒 200 毫升。

做法 先将赤小豆洗净，放入锅中，倒入陈醋，用小火煮 30 分钟左右，捞出晒干；然后再用黄酒浸泡赤小豆，晒干，磨成粉末。黄酒送服，每天 3 次，每次 5 克。

本方具有排脓散瘀、止血活血的功效，主要用于治疗气滞血瘀型痔疮并伴有出血症状。中医认为，赤小豆性平味甘酸，具有行血补血、健脾去湿、利水消肿、消积化瘀之功效，主要用于治疗水肿、脚气、黄疸、泻痢、便血、痈肿等病症。此外，赤小豆中含有丰富的粗纤维、维生素、糖分、钙、磷、铁等矿物质成分，具有良好的润肠通便、调节血糖、预防结石、健美减肥的作用。

中医认为，陈醋性温味酸苦，具有散瘀解毒、治癣疗疮的作用。陈醋中所含的醋酸，具有收敛的作用，不仅可以抑制肠道内细菌的繁殖，而且还能杀死食物里的部分细菌，所以对于治疗痢疾、肠炎、痔疮等肛肠疾病有很理想的效果。

赤小豆与陈醋有排脓、止血的作用，二者合用，再加上具有活血化瘀功效的黄酒，有利于赤小豆、陈醋更好地发挥功效，对于治疗气滞血瘀引起的内痔出血效果较好。

其他对症小偏方

槐花炖瘦猪肉：瘦猪肉 100 克，槐花 50 克。将猪肉清洗干净，切成小块；然后将猪肉、槐花一起放入锅内，加适量清水，用小火炖 1 小时，即可食用。空腹食用，每天 1 次。此方具有益阴润燥、凉血止血的功效，主要用于风热肠燥型痔疮的辅助食疗。

其他居家养疗法

1. 点按承山、足三里、上巨虚、下巨虚穴各 30 ~ 50 次，力度稍重，以有酸胀感为宜。

2. 用单食指扣拳法，顶点涌泉穴 50 ~ 100 次，力度稍重，以有酸痛感为宜。

3. 按压头部的百会穴 30 ~ 50 次，力度适中。

4. 按摩长强穴，每次约五分钟。可改善肛门血液循环。

皮肤擦伤经常有，
常备几瓣大蒜不可丢

　　擦伤是皮肤表面被粗糙物擦破的损伤，最常见的部位为手掌、肘部、膝盖、小腿的皮肤擦伤，可分为抓痕、擦痕、撞痕、压擦痕等，症状见表皮破损，创面呈现苍白色，并有许多小出血点和组织液渗出。由于真皮含有丰富的神经末梢，损伤后往往十分疼痛，但表皮细胞的再生能力很强，如伤口无感染则愈合很快，并可不留疤痕。生活中，一些磕磕碰碰是避免不了的，所以，掌握一些急救的小偏方是非常有必要的。

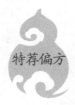

特荐偏方

大蒜膜

用料 大蒜数瓣。

做法 先将大蒜外皮剥去，然后取下外层透明的薄膜贴在清洗干净的伤口上面即可。

　　大蒜膜具有杀菌消毒的功效，可防止感染，加快伤口的愈合。大蒜既是我们日常生活中经常食用或者调味用的食材，同时大蒜也是一味中药。中医认为，大蒜性温，味辛甘，具有解毒杀虫、消肿止痛、温中健胃、消食理气的功效。现代药理学研究发现，大蒜所含的硫化合物具有强力的杀菌和抑菌作用，是一种天然的抗菌药。

其他对症小偏方

　　鸡蛋膜：新鲜生鸡蛋1个。先将鸡蛋磕破，把蛋清和蛋黄倒在碗里，然后撕下鸡蛋壳里的薄膜，将撕下来的鸡蛋膜贴在伤口上，20分钟后取下，待10分钟后换另外一块鸡蛋膜敷于创面上，10分钟以后取下即可。鸡蛋膜具有杀菌的作用，可有效促进伤口愈合。

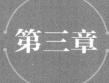

第三章

五官不适用偏方，
简单方便有疗效

　　"五官"指的是眼、耳、鼻、口、喉这五种在人体头面部的人体器官。它们分别掌握着视觉、味觉、听觉、触觉这些人体对外界的感觉，有了它们我们才能感受世界的美景与美味。一旦五官出现疾病，不仅给身体健康带来困扰，同时各种感觉也会变得黯然失色。

　　本章总结了生活中常见的五官科疾病，并从中医学的角度对每种疾病进行了详细的分类，分别给出了对症偏方，适合患者合理选择偏方，进行对症治疗，帮助患者朋友更快地重新享受到世界的美好！

红眼病别担心，
板蓝根、野菊花泻火解毒见效快

　　"红眼病"是急性结膜炎的俗称，是由细菌或病毒引起的一种常见的急性流行性眼病，具有发病急、传播快、流行广、传染性强的特点。因此，此病被称为"夏季眼科的瘟疫"。红眼病一般在发病后 3 ~ 4 天病情达到高潮，10 ~ 15 天则可以痊愈，一般不会影响视力，而且并发症很少见。患者自觉主要症状常有眼部异物感、烧灼感、发痒和流泪，结膜充血和水肿，分泌物增多，结膜下出血等。虽然红眼病对人体并没有多大的危害，但是当其炎症波及角膜或引起并发症时，可导致视力的损害。

　　中医又叫"天行赤眼"。多是由于感受风邪热毒侵袭眼部所引起的。中医认为病症轻的患者通常是风热上攻所致。主要有眼红，痒痛交作，畏光流泪，怕热，目中干涩有异物感，且眼中分泌物黄白成结等症状。治疗上以疏风散热、止痒解毒为原则。病重的患者通常是火毒炽盛所致。主要有满目发红，有的有小出血点，眼睑肿胀，眼痛头痛，眼分泌物多而黏结，或流淡血水，眼中灼热、怕光等症状。治疗上以泻火解毒为原则。

板蓝根野菊花汤

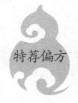

特荐偏方

用料 板蓝根 9 克，蒲公英 9 克，野菊花 6 克，黄连 3 克。

做法 将所有材料加水适量煎煮至沸，然后倒入干净的盆中先熏患处，待药液温度适宜时清洗患眼，每日 3 ~ 4 次。

　　本偏方具有清热解毒、抗菌消炎的功效。对治疗爆发性红眼病效果极佳。板蓝根是常用的中药材，也是很多家庭常备的药物之一。中医认为，板蓝根性凉味苦，具有清热解毒、凉血利咽的功效，主要用于温热病发热、头痛、喉痛、斑疹、流行性腮腺炎、痈肿疮毒等病症的治疗。此外，板蓝根中含有很多抗病毒的成分，对病毒有较强的抑制和杀灭作用，因此常与金银花、野菊花、贯众等中药材配伍合用，用于治疗某些传染病。

野菊花性微寒，具有疏散风热、消肿解毒的功效，主要用于治疗咽喉肿痛、风火赤眼、头痛眩晕等病症。此外，野菊花有扩张冠状动脉，增加血流量，降低血压的作用，对冠心病、高血压、动脉硬化都有很好的疗效。

其他对症小偏方

黄连羊奶：黄连 5 克，羊奶 30 克。将黄连洗净后浸在羊奶中，待到 20 分钟后去黄连，用羊奶滴眼，每日 3 ~ 5 次。此方具有清热解毒、散风止痛的功效，主要用于红眼病。

野菊花煎汁：野菊花 15 克，先将野菊花洗净，然后加适量清水煎煮 15 分钟，用煎汁熏患眼，待冷却后洗眼，每日数次。此方具有清热、去火、明目的功效。适用于红眼病。

其他居家养疗法

足浴方 1：桑叶、菊花、黄柏、苍术、牛膝各适量。将以上中药材一起放入锅中，水煎取汁，浸泡双脚，每日 2 次，每次 10~30 分钟。具有疏风清热、明目除湿的功效。

足浴方 2：大黄、天南星各等份。将两位药材共研细末，每次取 10~30 克，米醋适量调为稀糊状，外敷双足心涌泉穴，每日 1 换。具有清热泻火的功效。

生活调养小提示

1. 每天可以用温热的毛巾敷眼。
2. 可以用干净的棉签蘸上清水擦拭眼周围的分泌物。
3. 不要和别人共用毛巾、手帕等物品，以免引起交叉感染。

沙眼见风泪不停，
滴眼秘方苦瓜霜

　　沙眼是一种十分常见的感染性眼科疾病，有发病率高，覆盖人群广的特点，也是影响人们视力的危害之一。沙眼是由沙眼衣原体引起的。因其在睑结膜表面形成粗糙不平、形似沙粒的小颗粒，故名沙眼。在发病的初期有眼睛发痒，有眼屎、流泪，好像进了沙子一样的感觉。严重时，眼皮内出现沙粒一样的滤泡，最后形成瘢痕，以致眼睑内翻畸形，加重对角膜的损害程度。

　　中医称其为"椒疮"，认为主要是由于脾胃积热，加上感染风热邪毒，使得内热与外邪相结合，郁阻于眼睑里，使得脉络受阻，气血失和，导致发生此病。沙眼可分为血热瘀滞、湿热蕴结和风热壅盛三种类型。

　　血热瘀滞 主要表现为眼睑厚硬，睑内颗粒累累，疙瘩不平，红赤显著，眼睑重坠难开，眼内刺痛灼热，沙涩羞明，畏光流泪，赤膜下垂，涩痛难睁。治疗以凉血散瘀为原则。

　　湿热蕴结 主要表现为眼涩痒痛，羞明泪黏，睑内红赤，颗粒较多，病情久久不愈。治疗以清热除湿为原则。

　　风热壅盛 主要症状表现为眼痒涩不适，羞明流泪，睑内微红，有少量红赤颗粒。治疗以疏风清热为原则。

苦瓜霜

特荐偏方

用料　苦瓜1个（大而熟的），芒硝15克。

做法　将苦瓜去籽留瓤，然后将芒硝装入其中，悬于通风处，数日后待瓜外透霜刮取备用。每次用少许滴眼，早晚各滴1次。

　　本偏方具有清热祛风、明目解毒的功效，适用于风热壅盛型沙眼患者。苦瓜，别名凉瓜，不仅是夏季食用的佳蔬，而且还是一味良药，其根、茎、叶、花、果实和种子全身都可以入药。中国古代医学家李时珍说："苦瓜，苦寒无毒，降邪热，解劳乏，清心明目，益气壮阳。"说明了苦瓜有清热去暑、明目止痢、凉血解毒的作用。因苦瓜中含有丰富的苦味苷和苦味素，素被誉为"脂肪杀手"，具有降血糖、降血脂的作用。

每到了炎热干燥的夏季，苦瓜因其独特的养生保健作用，是很多人家庭中常食用的蔬菜之一，既可凉拌又可热炒，还可以泡茶饮用。那么，在挑选苦瓜时有什么讲究的呢？挑选苦瓜时，如果瓜上的果瘤、颗粒越大越饱满，表示瓜肉越厚；若颗粒越小，那瓜肉就越薄。

因苦瓜性寒凉，所以脾胃虚寒的人群不宜食用，正常人一次也不易食用过多。苦瓜中的奎宁，可刺激子宫收缩，所以孕妇也不可以食用。

其他对症小偏方

晚蚕砂汁：晚蚕砂 30 克。将蚕砂煎汤去渣取汁，待温热时洗眼，每日 2 ~ 3 次。此方具有祛风除湿、活血止痛的作用。用于湿热蕴结型沙眼。

蒲公英根水：蒲公英根 30 克。将蒲公英根洗净，放入锅中煎煮去渣取汁，先熏眼睛，然后洗眼，每日 2 次。此方具有消痈散结、消炎凉血的功效，适用于血热瘀滞型沙眼。

其他居家养疗法

足浴方 1：经霜梧桐叶 150 克。将梧桐叶放入锅中，加水煎煮取汁，先趁热熏眼 20 分钟，待水温后泡脚。每日 2 次，每次 30 分钟，每日 1 剂，7 天为 1 个疗程。具有清热祛风、解毒泻火的作用。

足浴方 2：黄连 5 克，茶叶 20 克。将黄连和茶叶一起放入锅中，加水煎煮取汁，趁热熏眼 20 分钟，待水温后泡脚，每次 30 分钟，每日 2 次，每日 1 剂，7 天为 1 个疗程。具有疏肝清热、解毒明目的作用。

治疗近视有偏方，
提升视力有醒目汤

　　近视眼是生活中非常常见的一种眼科疾病，患者除了一部分是由于遗传因素引起的之外，而大部分人是因为用眼不当或者用眼过度引起的。主要表现为眼睛看不清远处的物体，却能看清近处的物体的症状。由于看不清物体，所以给日常的学习、工作、生活带来了极大的不便。

　　中医认为近视多是因为先天禀赋不足、后天发育不良、劳心伤神，使心肝肾不足，致使眼睛形态异常形成疾病；或因为过近距离阅读，书写姿势不当，照明不足，使眼睛脉络瘀阻，目失所养而导致的。所以，中医将近视分为气血不足型和肝肾两虚型。

　　气血不足型　多由内伤劳倦，灯下阅读细字，目力过劳，耗气伤神所致。主要表现为看近物清楚，看远物模糊，眼底或可见视网膜呈豹纹状改变，或伴有面色淡白，神疲乏力，惚恍健忘，心烦不宁等症状。治疗以补血益气、安神定志为主。

　　肝肾两虚型　多由劳心竭思，房事不节，使得肝肾精气虚弱衰退所致。主要表现为能近看而不能远看，眼前常有黑星飘动，眼底可见玻璃体液化混浊，视网膜呈豹纹状改变，或伴有头晕耳鸣，腰膝酸软，睡眠差梦多等症状。治疗原则以滋补肝肾、益精明目为主。

醒目汤

特荐偏方

用料　枸杞10克，陈皮3克，龙眼肉10个，蜂蜜1匙。

做法　将枸杞、陈皮用纱布包好扎住，然后与桂圆肉一起放入锅内，加适量清水，先用大火煮沸，再改用小火煮30分钟后，取桂圆肉及汤，并加蜂蜜，当甜品吃。

本偏方是专门用于缓解和治疗近视眼的中医验方，具有补肾益精、养肝明目的功效，特别适用于肝肾两虚引起的近视眼。

枸杞中含有丰富的胡萝卜素、多种维生素和钙、铁等多种有益于眼睛健康的必需营养物质，因此有明目的作用，被人们称作为"明眼子"。中医认为，枸杞味甘性平，具有补肾益精、养肝明目的功效，是历代医家治疗肝血不足、肾阴亏虚引起的视物昏花和夜盲症的必备之药。

龙眼亦称桂圆，中医认为其性温味甘，具有补养心脾、补血安神的功效，对身体有着良好的滋养补益作用。龙眼中含葡萄糖、蛋白质和铁等多种营养物质，可促进血红蛋白再生，从而达到补血养血的效果，特别适宜于体质虚弱的老年人、记忆力低下的人、头晕失眠的人、贫血的人食用。

其他对症小偏方

菠菜猪肝汤：菠菜 125 克，猪肝 125 克，熟猪油、葱白、生姜、盐、生粉、味精各适量，料酒少许。先把猪肝洗净，切成小薄片，菠菜洗净，切成长段；将猪肝装盘，倒入生粉搅拌均匀；在锅中加入适量清水，大火烧开后将猪肝放入，加入料酒，烫熟后捞出；然后在锅中加入熟猪油，油热后放入葱白、生姜炒香后倒入适量清水，待水烧开后，将菠菜和猪肝一起放入锅中，再加入盐和味精并搅拌均匀即可。此方具有补血安神的功效，主要用于气血不足引起的视力减退。

其他居家养疗法

按揉睛明穴：以双手食指分别点按双侧睛明穴 15～30 秒，以微感不适为度。

按揉瞳子髎穴：双手拇指或食指同时按压瞳子髎半分钟后，按顺时针方向按揉 1 分钟，然后逆时针方向按揉 1 分钟。

按压四白穴：以双手食指按压四白穴，每次按压 3 秒，10 次为 1 组，力度稍重。

远视看物不方便，
常服枸杞菊花桑葚汤

在生活当中，远视眼发病人群是非常广泛的，不论是中老年人还是小孩子都可能出现远视眼的情况。远视是指眼睛在松弛的状态下，平行光线通过眼的屈光系统屈折后，焦点落在视网膜之后，外界物体不能形成清晰的映像的一种屈光状态。因为远视眼的原点在眼后，为虚焦点，所以是典型的远视不清，视近更不清。一般情况下轻度的远视，可以通过晶状体的调节，主观感觉不是很明显，但是随着年龄的增大，眼睛调节力的下降，视疲劳、视物模糊等症状就会慢慢表现出来，需要用凸透镜片来矫正。

中医认为，远视多是因为在未出生时禀受父母的精气不足，或父母年老体弱多病，或营养不良，气血不足等影响胎儿的正常发育，导致先天不足引起远视；也或者是因为用眼过久，身体疲劳乏倦，悲伤过度，或久病伤及肾脏，热病伤及阴气，从而导致眼中光华散漫不能收集在一起所引起的。主要表现为视远尚清，视近模糊，或用眼后感觉眼球酸痛，并伴有头晕耳鸣、腰膝酸软、口干咽燥等症状。在治疗上应以补益肝肾为原则。

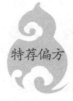

枸杞菊花桑葚汤

特荐偏方

用料 菊花、枸杞子、桑葚各10克，红枣10颗，蜂蜜2克。

做法 将菊花、枸杞子、桑葚、红枣一起放入锅中，加适量清水，煎煮30分钟后取汁，煎取两次汁液后，将其混合，服时加入蜂蜜，并吃红枣，每日2次，需常服。

本汤不仅味道甘甜，而且具有滋补肝肾、补益气血的作用，很适合因肝肾阴血不足而导致的头晕目眩、耳鸣心悸、烦躁失眠及大便干结以及眼睛疲劳干涩的人饮用，但是脾胃虚寒、大便稀溏的人不宜饮用。

桑葚，又名桑果，因其味甜汁多，是人们经常食用的水果之一，同时也是养肝明目的代表食材之一。中医认为，桑葚性寒味甘酸，具有补肝益肾、生津润肠、乌发明目、止渴解毒的功效。另外，桑葚中含有糖、蛋白质、脂肪、糅酸、苹果酸及维生素 A、维生素 B_1、维生素 B_2、维生素 C、铁、钠、钙、镁、磷、钾、胡萝卜素和花青素等多种人体所需的营养物质，有防止血管硬化，健脾胃助消化，乌发美容，防癌抗癌等养生保健作用。

菊花是常见的一种菊科花卉，不仅有观赏价值，而且药食兼用，有良好的保健功效。中医认为，菊花性微寒味甘苦，具有疏风散热、养肝明目、清凉解毒的功效，常用于治疗风热感冒，头痛眩晕，目赤肿痛，视物昏花，肝阳上亢等病症。现代医学研究发现，菊花有防止眼睛疲劳，消除眼睛浮肿，防止辐射，杀菌消炎，抗衰老的作用，特别是对于上班族，菊花茶更是一款功效显著的保健茶，可经常泡茶饮用。

其他对症小偏方

地黄枸杞粥：熟地黄 30 克，枸杞 15 克，粳米 100 克。先将地黄用水浸泡 1 小时，煎煮 2 次，去渣取汁，将两次的药液合并，加入枸杞与粳米，小火熬粥，待温时食用。每日 1 次，连服 10 天。此方具有补肾滋阴的功效，适用于远视，也可用于肝肾阴亏，眩晕耳鸣，羞明畏光，迎风流泪，视物昏花等症。

其他居家养疗法

耳针疗法：选取耳部的眼、心、肝、肾、神门各穴。每次选其中 3～4 穴，找到敏感点，用王不留行籽贴压，每日自行按压 3～4 次，每次每穴 3～5 分钟。7 天为 1 疗程，一般应连续治疗 3 个月。

要想远离青光眼，常饮莲子百合饮

青光眼是一种比较常见的严重的眼科疾病，由于眼内压过高，挤压眼内血管，使得眼球各部分组织和视功能受阻而损害视力，而且眼内压持续升高时间越久，视功能损害就越加严重。青光眼的急性症状经常表现为瞳孔放大，角膜水肿，剧烈的头痛，呕吐，视力急剧减退，甚至失明。青光眼是导致失明的三大致盲性眼病之一，在总人群中平均发病率为1%，45岁以后为2%。所以，如患有青光眼一定要及时的治疗。

青光眼属于中医学"青风内障"病范畴，认为是由于风、火、痰结及阴阳失调，引起气血失和，经脉不畅所导致的。并将其分为肝胆火炽、肝郁气滞、阴虚火旺、痰火风动四种证型。

肝胆火炽型 表现为头痛如劈，眼球胀痛连及眼眶，视力下降，黑睛雾浊，瞳孔散大，眼珠硬等症状。治疗以清肝泻火为原则。

肝郁气滞型 表现为头目胀痛，视物模糊，常伴有情志不舒，胸闷嗳气，不思饮食，呕吐口苦等症状。治疗应疏肝、行气、降火为主。

阴虚火旺型 患者发病时由于自身阴虚火旺，常出现头痛眩晕，耳鸣咽干，虚烦失眠等症状，治疗以滋阴降火为原则。

痰火风动型 主要表现为头晕眼痛，眼内压偏高，心烦心悸，食少痰多，胸闷恶心，口苦等症状，治疗以清热、熄风、化痰为原则。

莲子百合饮

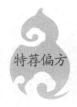
特荐偏方

用料 莲子（含莲心）30克，百合30克。

做法 将莲子、百合洗净，一起放入锅中，加适量清水，用小火炖烂，饮汤吃莲子肉即可，每日1次，临睡前食用。

莲子百合饮是一道以莲子、百合为主要食材制作而成的传统食疗偏方，而且莲子和百合历来被称作是清心火、除烦燥的佳品，两者合用更是具有清心去热、养阴安神的功效，青光眼患者，特别是阴虚火旺引起的青光眼患者非常适合服用此方。

中医认为，莲子味甘性平，具有清火去热、益肾涩精、养心安神的功效，适用于心悸、失眠、体虚等症状。经常用莲子泡茶喝可以起到去心火的作用，对于阴虚火旺引起的心烦意乱等症状有非常好的缓解效果。因莲子食用过多容易引起胃胀、嗳气等症状，对于有慢性胃炎的患者应谨慎食用。

中医认为，百合味甘性寒，具有养阴润肺、清心安神之功效，经常用于治疗阴虚燥咳、虚烦惊悸、失眠多梦等病症。此外，百合中含有丰富的蛋白质、维生素 C、维生素 B_2 及锌、钙、钾和胡萝卜素等营养物质，不论是用于入药还是用来做菜，都可谓是一种难得的名菜良药。

其他对症小偏方

苓草决明粥：云苓 15 克，生石决明 15 克，夏枯草 10 克，粳米 90 克，红糖适量。先将前 3 味药用水浸泡 1 小时，然后煎汁去渣，放入粳米、红糖煮粥食用。每日 1 剂，连服 7 ~ 8 剂。此方具有平肝清热、明目去翳的作用，适用于肝郁气滞型青光眼患者。

羚羊角粉：白菊花 10 克，羚羊角粉 0.3 克。白菊花泡茶，送服羚羊角粉，每日 1 ~ 2 次。此方具有降肝火之功效。用于治疗肝胆火炽型青光眼急性发作期。

香橼糖浆：新鲜香橼 2 只，麦芽糖 60 克。将香橼切片放入碗中，加入麦芽糖，加盖隔水蒸至香橼化成水，待冷后成香橼糖浆。每日 2 次，每次 1 汤匙，用开水冲服。此方具有理气降痰之功效。适用于痰火风动型青光眼伴头痛眩晕者。

眼睛干涩视线阻，
菊花枸杞来呵护

　　现在的人们要么长期坐在电脑前盯着电脑，要么就是处于空调暖气的干燥环境下，使眼睛长期处于疲劳和干燥的状态，从而出现干涩、视力模糊的症状。其实这就是医学上所说的眼干症，是指由于眼泪的减少或者泪腺功能的下降，导致眼睛表面出现小伤痕的一种症状。其表现为眼部干涩和有异物感，有的会伴有烧灼感、痒感、畏光、红痛、视物模糊、易疲劳、黏丝状分泌物等。

　　中医认为，眼睛干涩多为阴虚所致，主要包括肝肾阴虚、气阴两虚和阴虚湿热三方面。

　　肝肾阴虚型 主要表现为眼睛干涩、畏光，眨眼频繁，眼睛久视物则症状加重，白睛隐隐淡红，腰膝酸软，头晕耳鸣，夜寐多梦，口干少津，舌红。治疗以滋养肝肾为主。

　　气阴两虚型 主要症状为眼睛干涩，畏光，视物模糊，眼睛易疲劳目，眼珠干燥，神疲乏力，口干少津，便干，尿少。治疗以益气养阴为主。

　　阴虚湿热型 主要症状为眼睛干涩，畏光，疼痛，视物模糊，眼睛易疲劳，眼珠干燥，口干，便干，尿黄。治疗以养阴、清热、化湿为主。

菊花枸杞茶

特荐偏方

用料 菊花、枸杞各 30 克。

做法 将菊花、枸杞放入杯中用开水冲泡，趁热将杯子放于眼前，取适当距离，用茶的蒸汽熏眼睛。每次持续 10 ~ 15 分钟。

　　本偏方具有散风清热、平肝明目之功效，适用于肝肾阴虚型眼睛干涩。此方既可内服起到清肝明目、降脂降压的作用，也可外用缓解眼睛干涩，是经常熬夜族、电脑族以及玩手机和读报族的必备茶饮。

中医认为，菊花性凉味甘，具有散风热、平肝明目的功效。现代药理研究表明，菊花里富含维生素 A，而维生素 A 是维护眼睛健康的重要物质。常饮菊花茶能够让人保持头脑清醒、双目明亮，特别是对肝火旺，用眼过度导致的双眼干涩的人群有较好的疗效。此外，菊花对现代人的高血脂、高血压、亚健康等状态，都有很好的调理作用。

枸杞是一种很常用的药食两用的中药材。中医认为，枸杞味甘性平，具有养肝滋肾、明目的功效。而且因其含有丰富的胡萝卜素、多种维生素和钙、铁等有益于眼睛健康的必需营养物质，故有明目之功，俗称"明眼子"，是历代医家治疗肝血不足、肾阴亏虚引起的眼睛模糊、干涩、眼盲症等眼病常用的中药材。

正因为菊花和枸杞都是护眼的药材，因此对缓解眼睛疲劳、视力模糊有很好的疗效。两者配合在一起，一清一补，标本兼顾，对眼睛有明显的保护作用，所以在眼睛干涩时泡杯菊花枸杞茶是个很不错的选择。

其他对症小偏方

明目鲤鱼羹：鲤鱼 500 克，豆腐 50 克，胡萝卜 50 克，熟蛋黄 20 克，葵花子油 3 毫升，糖 5 克，盐 2 克。将鲤鱼洗净，并在两侧各切三处划痕；葵花子油加热至六成热时，加入鲤鱼，煎至双面略黄，加入适量清水，放入胡萝卜同煮 15 分钟，最后加入豆腐、熟蛋黄、盐、糖，小火炖 5 分钟即成。此方具有养阴明目的功效，适用于阴虚湿热型眼睛干涩。

生地沙参汤：生地、沙参、葱须各 15 克，元石斛、山萸肉、五味子各 10 克，麦冬、玉竹各 20 克。将以上所用材料用水浸泡 30 分钟，然后煎煮去渣取汁，每日 1 剂，分 2 次服用。此方具有益气养阴、润燥生津的功效。适用于气阴两虚型眼睛干涩，特别对老年人眼干症有很好的疗效。

白内障别惊慌，
猪肝枸杞可帮忙

白内障是一种常见的慢性的致盲性眼病，多见于 40 岁以上的人群，而且随着年龄的增长，发病率也会增加。引起白内障的原因较多，如血管老化、遗传、免疫与代谢异常、外伤、中毒、辐射等。主要表现为眼前有暗影、视物模糊、老花眼减轻、色觉异常、单眼多视等症状。

中医称之为"云雾移睛"，是由于年老体衰，肝肾两亏，精血不足，或脾虚失运，精气不能上荣于目所致。主要有肝肾阴虚和脾胃气虚两种类型。

肝肾阴虚 多因年老体衰，精气不充，或因劳心过多，阴血耗散，导致肝血不足及肾精不足所致。主要表现为视物昏花，眼内干涩，常伴有头昏耳鸣、心烦失眠等症状。在治疗上以补益肝肾为原则。

脾胃气虚 多因年老体弱，脾胃气虚，运化失常，气血生化匮乏，眼睛失去濡养。主要表现为视物昏暗，久视眼睑无力，食欲不振，四肢乏力，大便溏泄，精神萎靡等症状。在治疗上以健运脾胃为原则。

猪肝枸杞叶汤

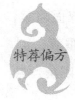

特荐偏方

用料 猪肝 100 克，新鲜枸杞叶 200 克，枸杞少许，料酒、盐、味精、香油、葱花、姜末、白胡椒粉、猪油各适量。

做法 先将猪肝洗净后，放入加料酒和盐的清水中，浸泡 30 分钟；取出猪肝，洗净切片，加香油、盐、味精、白胡椒粉腌制 30 分钟；锅里加水大火烧开，把猪肝放入沸水中，待变颜色捞出；然后在锅中加入适量清水，放入姜末、葱花、香油，待水开后放入枸杞叶和枸杞，倒入猪肝，搅拌均匀；最后加入盐、味精、白胡椒粉，待水开后煮 1 ~ 2 分钟即可。

枸杞叶猪肝汤具有补肝明目、益气暖胃的功效，特别适用于调治肝肾阴虚型白内障。民间也常用于治疗风热目赤、双目流泪、视力减退、夜盲、营养不良等病症。此汤中的猪肝含有较丰富的铁，向来是饮食中理想的养血补血佳品。此外，猪肝含有丰富的维生素A，能保护眼睛，维持正常视力，有效地防止眼睛干涩、疲劳等症状，所以经常吃猪肝，可以逐渐缓解或消除很多眼睛病症。需要注意的是，因肝脏是体内最大的解毒器官和毒物中转站，所以在食用前一定要清洗干净后放在水中浸泡半小时以上。又因为肝中胆固醇含量较高，所以患有高血压、肥胖症、高脂血症的人应忌食猪肝。

枸杞叶为茄科植物枸杞或宁夏枸杞的嫩茎叶。中医认为，枸杞叶具有补虚益精、清热止渴、祛风明目、生津补肝的功效，主要用于治疗虚劳腰痛，发热烦渴，目赤昏痛，障翳夜盲，崩漏带下，热毒疮肿等症。同时，枸杞叶富含甜菜碱、芦丁以及多种氨基酸和微量元素等，能够促进血液循环、防止动脉硬化，所以常饮枸杞叶茶对身体有很好的保健功效。

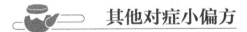 **其他对症小偏方**

山药苡仁扁豆粥：生山药60克，生苡仁60克，扁豆15克，柿饼20克。先将生苡仁、扁豆淘净一起放入锅中，加适量清水煮至熟烂；然后将生山药打碎，柿饼切为小块，放入锅中共煮为粥。每日服2次。此方具有化湿和胃、理气健脾的功效，适用于脾胃气虚白内障患者。

生活调养小提示

1. 不要过度用眼，起居要有规律，注意劳逸结合，经常锻炼身体。

2. 避免眼睛受强光、紫外线的刺激。

3. 多吃富含维生素A的食物，比如动物肝脏、胡萝卜、菠菜等。

4. 可经常做眼部按摩，促进眼部血液循环，比如按摩睛明、太阳、翳风、瞳子髎、攒竹等穴位。

春秋换季鼻炎犯，
巧用白萝卜汁

　　每当到了温差大的季节，也成了鼻炎的高发季节。鼻炎是鼻窦黏膜的炎症病变，是一种生活中常见的多发的鼻病，可分为急性和慢性两类。一般情况下急性鼻炎多发生在季节变换之际，主要是由病毒感染引起的。其主要症状为全身不适，鼻部干燥，之后出现鼻塞，打喷嚏及有水样或黏液样分泌物，并伴有发热等全身症状。慢性鼻炎多是由急性鼻炎发展而来，主要症状为鼻孔堵塞，轻者为间歇性或交替性，重者为持续性，鼻分泌物增多。鼻炎可自愈，但适当的治疗可加快其好转。

　　中医称之为"鼻渊"，认为多因脏腑功能失调，再加上外感风寒，邪气侵袭鼻窍而致，可分为以下三种类型。

　　风寒犯肺型　表现为鼻痒，喷嚏频作，流大量清水涕，感受风冷而加重等症状。治疗以疏风散寒、辛温通窍为原则。

　　风热乘肺型　表现为鼻痒，鼻窍堵塞，闻见异味而打喷嚏流涕，遇热气刺激而清涕连连，时作时止。治疗以散风清热、辛凉通窍为原则。

　　肺气虚弱型　表现为鼻痒、鼻酸，喷嚏较多，涕出如注，清稀如水，遇冷或接触某些过敏物而发作，症状反复。常伴有气短懒言、倦怠乏力、头晕目眩、耳鸣等症状。治疗以益肺固表、补气通窍为原则。

白萝卜汁

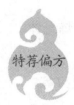

特荐偏方

　　用料　白萝卜1个。

　　做法　先将白萝卜洗净，切成丁状；然后放入果汁机内榨汁，用纱布将汁液过滤，装入瓶中。用棉球蘸满白萝卜汁塞进鼻孔，每天2～3次。

此方具有生津润燥、清热凉血的功效，适用于风热犯肺型鼻炎患者使用。中医学认为，萝卜生者味辛，具有消滞通便、化痰止咳、舒咽清音等多种功效，可以辅助治疗多种疾病。而且白萝卜的用途也有很多，既可榨汁饮用治消化不良，也可用生萝卜汁滴鼻治疗偏头痛、鼻炎等症，同时还可以将其捣烂外敷，帮助消肿减痛。现代医学研究认为，白萝卜含芥子油、淀粉酶和粗纤维，具有促进消化，增强食欲，加快胃肠蠕动的作用。因白萝卜性偏寒凉而利肠，所以脾虚泄泻者慎食或少食。

其他对症小偏方

绿豆豆豉饮：绿豆 25 克，豆豉 20 克，防风 10 克，生甘草 6 克，辛夷 6 克，石菖蒲 10 克。将绿豆清洗干净，同豆豉、防风、生甘草、辛夷、石菖蒲一起放入锅中，加入适量清水，用小火煮 1 小时左右，即可饮用。此方具有散寒开窍的功效。适用于风寒犯肺型鼻炎及过敏性鼻炎。

参芪粥：党参、黄芪各 15 克，生姜 10 克，白芷 6 克，粳米 100 克。将党参、黄芪、生姜、白芷共同浸泡 30 分钟，然后放入锅中加适量清水，煎煮取汁后，加入粳米煮至粥成。此方具有益气固表、通鼻窍的功效，主要适用于肺气虚弱型鼻炎患者。

其他居家养疗法

揉按百会穴：用中指揉百会穴，其他两指辅助，顺时针转 36 圈，轻轻按摩 3 分钟，鼻腔感到清凉即可。

揉按迎香穴：用两只手的食指按住迎香穴，顺时针转 36 圈。以鼻腔感到畅爽为宜。

推揉印堂穴、阳白穴、丝竹空穴、太阳穴：用两只手的中指按住印堂穴，食指、无名指辅助，依次向阳白穴、丝竹空、太阳穴推擦 36 次。

耳鸣发作心情差，
煮点熟地菖蒲来防治

世间万物所发出的声音，如美妙的音乐声，嘈杂的机器声，亲人的喃喃细语声，婉转的鸟叫声，潺潺的流水声……听到这些声音都离不开我们的耳朵，可见其对人的重要性。但是在生活中有很多人正在经历耳鸣的折磨，可谓是痛苦不堪！

耳鸣，其实并不是一种疾病，是一种常见的临床症状。通常是指在无任何外界相应声源的刺激时，耳朵内或头部所产生的主观感觉，如闻蝉声，或如潮声。引起耳鸣的原因很多，有的是听觉系统疾病引起的，如中耳炎；有的则是全身性疾病引起的，如心脑血管疾病、低血压等。

中医认为五脏六腑、十二经脉之气血失调都会导致耳鸣。其中由于外感邪气，脏腑内生痰瘀湿滞引起的耳鸣多为实证；由脏腑虚损，久病耗损所致的耳鸣多为虚证。

实证有包括风热侵袭型、肝火上扰型、痰浊郁结型；而虚证包括肾精亏损型及脾胃虚弱型。

风热侵袭型 主要表现为耳鸣音调较低沉，耳内有胀满、堵塞的感觉，常伴有发热怕冷，头痛，鼻塞流涕，口干咽干，全身疲乏等。治疗以疏风清热为原则。

肝火上扰型 主要症状为耳鸣爆发，如潮如雷，轰轰隆隆，与情绪变化关系密切，常伴有耳胀耳痛，流脓发热，头痛眩晕，面红耳赤，口苦咽干，烦躁不宁等。此型为肝火上扰清窍而致，治疗以平肝降火为主。

痰浊郁结型 主要表现为患者耳鸣突发，形体肥胖，头昏而胀，常伴有胸闷，纳呆，痰多而黏等，为痰浊上壅蒙蔽清窍所致，因此治疗应以清热化痰为主。

肾精亏损型 此型病程较长，多为老年人发病。主要表现为耳内犹如蝉鸣，重者听力下降甚至耳聋失聪，可伴有须发早白、腰膝酸软、眼花、眼干涩等肾精不足之症。治疗应以补肾填精为主。

脾胃虚弱型 主要表现为精神差，疲乏无力，头昏，劳累后症状加重等症状。治疗以健脾益气、升阳通窍为原则。

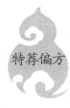

熟地菖蒲粥

用料 熟地黄、石菖蒲各 15 克，粳米 100 克。

做法 先将石菖蒲研成末备用；然后将熟地黄择净，切细，用清水浸泡片刻，同粳米放入锅中，加清水适量，待粥熟时调入石菖蒲末稍煮即可，每日 2 次，温热服食。

此方具有养阴补血、益精明目、开窍豁痰、醒神益智的作用。适用于气血亏虚、肾精不足引起的头目眩晕、耳鸣耳聋等症状尤为适宜。

熟地黄是生地黄的炮制加工品，通常以个大、体重、质柔软油润、断面乌黑、味甜者为佳。尤以河南产的怀庆地黄最佳，为四大怀药之一。熟地黄味甘，性微温，具有滋阴补血、益精填髓等功效。主要用于肝肾阴虚、腰膝酸软、骨蒸潮热、盗汗遗精、内热消渴、血虚萎黄、心悸怔忡、月经不调、眩晕耳鸣、须发早白等病症的治疗。另外，熟地黄还有强心、利尿、降低血糖、保护心脑血管、增强免疫力等食疗作用。

石菖蒲又名山菖蒲、水剑草，是生活中较为常见的一种地被植物，其根茎常被作为药用。石菖蒲性微温，味辛、苦，具有化湿开胃、开窍豁痰、醒神益智的功效。主要用于治疗神昏癫痫，健忘耳聋等病症。需要注意的是，凡是有烦躁汗多、阴虚阳亢、咳嗽、吐血、滑精的患者一定要谨慎服用石菖蒲，避免病情的加重。石菖蒲除了有很高的药用价值外，因其叶丛翠绿，端庄秀丽，香气怡人，也是现代园林绿化中常用的水生植物，具有很好的观赏价值。

特荐偏方

其他对症小偏方

韭菜黄炒猪腰: 猪肾 1 只,韭菜黄 100 克,黄酒、盐、味精少许。先将猪肾洗净,剖开切成薄片,用开水浸泡 1 小时,去浮沫;韭菜黄洗净切段。锅中倒入植物油加热后,放入猪肾和韭菜黄同炒,然后加入黄酒、盐、味精调味即可食用。此方具有温补肾阳的功效,适用于肾精亏损型老年性耳鸣耳聋。

蔓荆子粥: 蔓荆子 30 克,白菊花 35 克,石菖蒲 10 克,粳米 200 克。将蔓荆子捣碎,与白菊花、石菖蒲一起放入清水中浸泡后煎取汁液,然后将粳米倒入药汁中煮成粥,空腹食用,每日 1 剂。此方具有疏风清热、散邪宣窍的功效,可用于风热侵袭型耳鸣患者服用。

芦荟糯米粥: 芦荟 200 克,糯米 100 克,白糖适量。将芦荟洗净,切小块,同糯米熬成稀粥,加入白糖,搅匀饮用。每日服用 1 碗。此方具有清肝泄热的功效。适用于肝火上扰型耳鸣。

泽泻天麻饮: 泽泻 10 克,天麻 10 克,陈皮 12 克。将上述药材一同浸泡 1 小时,然后煎煮 20 分钟,去渣取汁。每日 2 次。此方具有理气化痰的功效,适用于痰浊郁结型耳鸣。

其他居家养疗法

点按翳风穴: 按摩时,可以将双手置于头部。拇指指尖按在翳风穴,其他四指分散地放在耳朵上方,然后拇指用力对凹陷处进行点按,直到能感觉出酸胀感。每天点按数次,每次 3 分钟。有明目清窍的作用。

生活调养小提示

1. 限制脂肪摄入。大量摄入脂肪会使血脂增高,增加血液黏稠度,出现血液循环障碍,导致听神经营养缺乏,影响听力。

2. 多食用富含蛋白质、维生素及锌的食物。如瘦肉、豆类、木耳、蘑菇、萝卜、牡蛎、鱼类、牛肉、鸡肉、橘子、苹果及各种绿叶蔬菜。

口腔溃疡易反复，
竹叶通草绿豆粥促进溃疡修复

口腔溃疡俗称"口疮"，是口腔黏膜疾病中发病率最高的一种疾病，具有周期性、复发性和自限性的特点。一般好发在嘴唇内侧、舌头、舌腹、颊黏膜、前庭沟、软腭等部位。引起口腔溃疡的原因很多，比如感冒、消化不良、精神紧张、营养不良、维生素缺乏等都会引起口腔溃疡。口腔溃疡发作时除了疼痛剧烈外，还可伴有口臭、咽炎、便秘、头痛、头晕、恶心、乏力、烦躁、发热、淋巴结肿大等全身症状，严重时还会影响到进食和说话，给患者带来极大的不便。

中医认为，口腔溃疡多是由于心脾积热、阴虚火旺引起的，以心脾蕴热和虚火上炎最为多见。

心脾蕴热 主要表现为溃疡反复发作，溃疡表面覆盖黄苔，中间基底部凹陷，四周隆起，红肿热痛，口苦口臭，心烦燥热，小便短赤，大便秘结。治疗上应以清热泻火、生肌疗疮为原则。

虚火上炎 主要表现为溃疡反复发作，疼痛不堪，溃疡表面覆盖白苔，中间基底部凹陷，四周略隆起，色不红，气短乏力，烦热颧红，口干不渴，小便短赤。治疗上应以养阴生津、滋阴降火为原则。

特荐偏方

竹叶通草绿豆粥

用料 淡竹叶 10 克，通草 5 克，生甘草 3 克，绿豆 30 克，粳米 150 克。

做法 将淡竹叶、通草、生甘草洗净后剁碎装入纱布袋中，然后与绿豆、粳米一起放入锅中，加入适量清水，浸泡 30 分钟，用小火煮粥即可。早晚分食。

此方具有清热泻火、解毒敛疮的功效，适用于心脾蕴热引起的口腔溃疡。

中医认为淡竹叶性淡味甘，具有清热除烦、利尿通淋的功效，对于治疗牙龈肿痛、口腔炎症等有良好的疗效。在民间每当到了夏季，人们常用它的茎叶泡茶来消暑，而且竹叶茶制作简单，味道清香，具有非常好的降火作用。

通草是一种清热利水中药。中医认为，通草味甘淡性微寒，具有清热利尿、通气下乳的功效，主要用于治疗小便不利、淋病涩痛、乳汁不下、目昏耳聋等症。因通草属甘寒之品，所以气阴两虚、中寒且内无湿热之症的人及孕妇需要慎服。并且在煎服的时候，不可过多过量。

甘草是一味应用比较广泛的中药，有补脾益气、润肺止咳、泻火解毒、缓急止痛、调和诸药等多方面的功效。现代医学研究表明，甘草具有抗病毒、抗炎、保肝的功效，可用于治疗脾虚、咳嗽气喘、咽喉肿痛、痈疮肿毒等症。

绿豆别名青小豆，也是生活中常用的一种杂粮，而且绿豆汤更是人人皆知的夏季解暑除烦、清热生津佳品。因为绿豆性寒味甘，具有清热解毒、降火消暑的功效，十分适合在夏天食用。另外，绿豆中含有丰富的蛋白质、维生素和微量元素，有增进食欲、降血脂、降低胆固醇、抗过敏、解毒、保护肝脏的作用。

综上所看，偏方中的四种材料都具有清热解毒之功效，对于因火大而发生的口腔溃疡具有很好的缓解和治疗作用。

其他对症小偏方

生地青梅饮：生地 15 克，石斛 10 克，生甘草 2 克，青梅 30 克。将以上药材加适量清水，同煮 20 分钟，去渣取汁。每日 1 剂，分 2 ~ 3 次饮服，可连用数日。此方具有养阴清热、降火敛疮的功效，适用于虚火上炎型口腔溃疡。

口臭挺尴尬，
蒲公英汤来化解

　　口臭也称为口气或口腔异味，是指从口腔或其他充满空气的空腔中如鼻、鼻窦、咽所散发出的臭气，其就像公共场合中的一张尴尬"名片"一样，严重影响人们的社会交往和心理健康。口臭看起来似乎仅仅是一个细小的卫生问题，其实很多时候并没有那么简单，甚至可以算作是一种疾病。引起口臭的原因，一方面是口腔局部疾患所引起的，如患有龋齿、牙龈炎、牙周炎、口腔黏膜炎以及蛀牙等口腔疾病，滋生细菌，发出腐败的味道，从而产生口臭；另一方面是一些肠胃疾病，如消化道溃疡、慢性胃炎、功能性消化不良等，也可能产生口臭；再者就是因为食物残留在口腔中发酵，形成腐败物，散发出臭味形成的。通常情况下口臭容易发生在长期熬夜缺乏睡眠的人群以及老年人群中。

　　中医认为，口臭的发生多与内脏有火相关，如胃火旺盛、肺胃郁热、大肠湿热、食滞等因素，其中又以胃火灼盛最为常见。俗话说："因之已明，治则有方，"所以有口臭的患者首先要查出病因，然后再对症治疗。

　　痰热口臭　多是因热痰侵犯肺或热痰郁结太久化脓化腐引起的。主要症状除了有口臭外，还伴有咳吐痰浊或脓血，胸痛气短等。因此在治疗上应以清肺化痰为主。

　　虚热口臭　多是由肺阴不足而生虚火内热所引起的。主要症状表现为口臭，并伴有鼻干、干咳、大便干结等，治疗应以滋阴降火为主。

　　胃火口臭　多由火热之邪侵犯胃所致。其症状除了有口臭外，兼有面红身热，口渴喜冷饮，或者口舌生疮，牙龈肿痛，流脓出血等。因此在治疗上应以清泻胃火为主。

多是由于吃得过饱伤及胃、食物停滞胃中所引起的。主要症状表现为口出酸腐臭味，脘腹胀痛，不思饮食，嗳气口臭等。因此治疗上以消食导滞为主。

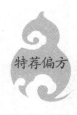

蒲公英汤

特荐偏方

用料 新鲜蒲公英(连根)50～100克。

做法 先将蒲公英洗净，放入锅中，加适量清水，煎汤服用。每日2次。

此方具有清热解毒的功效，适用于胃火过盛引起的口臭。

中医认为，蒲公英性寒味苦，具有清热解毒、利尿散结的功效，主要用于治疗急性乳腺炎、淋巴腺炎、疔毒疮肿、感冒发热、胃炎、肝炎等病症。所以很多清热药中都可以见到蒲公英的成分。蒲公英中含维生素A、维生素C及钾、叶酸、蒲公英醇、蒲公英素、胆碱、有机酸、菊糖等多种有益于人体健康的营养成分，具有较强的杀菌、通乳、利胆作用，而且在食用方法上也是多种多样，生吃、炒食、做汤都无不可，是营养丰富的药食兼用的植物。

其他对症小偏方

韭菜荸荠茶： 荸荠250克，韭菜适量。先将荸荠、韭菜洗净捣碎，然后用水煎后饮用。每天1剂。此方具有清热消积的功效，适用于辅助治疗食滞口臭。

竹叶茶： 鲜竹叶15克，绿茶9克。将鲜竹叶与绿茶一起放入锅中，用水煎煮后饮用。每天1剂，分次饮用。此方具有清热化痰、清除口臭的作用，对于因为湿热引发的口臭患者效果尤其好。

甘露饮： 生地、天冬、石斛、生甘草各10克。将以上所有药材用水煎服。每日1次。此方具有滋阴降火、清新口气的功效，主要用于治疗虚火口臭。

上火"口唇疱疹"易来犯，萝卜莲藕帮忙驱火邪

口唇疱疹又称为颜面疱疹，是最常见单纯疱疹的一种类型，多是由单纯性疱疹病毒感染引起的，常发生在感冒、感染、紧张、经期等全身抵抗力下降的时候，常见于成年人，为一种自限性自愈疾病，并具有高度的传染性，通常1～2周即可痊愈。主要表现为在唇红黏膜与皮肤交界处有灼痛感、肿胀、发痒，继而出现密集成群或数群针头大小的水疱，初期疱液稍黄透明，继而水疱突起并逐渐扩大，相互融合，疱液变为混浊。破裂后糜烂，渗液，逐渐干燥结痂。口唇疱疹一般好发于皮肤黏膜的交界处，比如口角、唇缘及鼻孔附近，有的也会发生在面部及嘴唇上。

中医称为"上火"，多是由于外界火热之邪侵犯肺胃所致。在治疗上宜以辛凉宣透，清肺泻胃为主。

萝卜莲藕汁

特荐偏方

用料 白萝卜250克，鲜莲藕250克。

做法 先将白萝卜和莲藕分别洗净，然后切碎并捣烂，取其汁液，用汁液漱口，每日3次，4天为1个疗程。

萝卜莲藕汁有清热解毒、活血化瘀的功效，对于因上火引起的口唇疱疹有显著的治疗作用。

白萝卜，是人们最喜欢食用的家常蔬菜之一，在民间素有"小人参"的美称。白萝卜中含有丰富的植物蛋白、维生素、叶酸、钙、铁、磷、淀粉酶等多种营养成分，有增强机体免疫力，抑制癌细胞生长，降低胆固醇，维持血管弹性，促进肠胃蠕动等作用，经常食用对防治高脂血症、

高血压、冠心病、动脉硬化等疾病有很好的效果。中医认为，白萝卜性凉味辛甘，具有消食化热、清热解毒的功效。因白萝卜性凉，因此阴盛偏寒体质的人以及脾胃虚寒的人不宜多食。

莲藕是一种药食两用的食物，作为药用时，其性寒味甘，具有清热生津、消肿止血的功效，常用于烦渴、咳血、吐血等病症，由此不难看出，莲藕可是一味极好的止血良药。莲藕作为蔬菜用时，口感甜脆，肉质细嫩，富含淀粉、蛋白质、维生素 B、维生素 C、脂肪、碳水化合物及钙、磷、铁等多种矿物质，有降糖降脂、预防便秘、提高免疫力、预防癌症、防止出血、镇咳祛痰、预防哮喘等保健功效。特别是到了冬季，因气候干燥，饮食过热经常造成人体上火，需要进食一些养阴清热、润燥止渴的食品，莲藕就是一款非常有益的进补保健佳品。

其他对症小偏方

柴胡青叶粥：大青叶、柴胡各 15 克，粳米 30 克，白糖适量。先将大青叶、柴胡放入锅中，加水 1500 毫升，煎至约 1000 毫升时，去渣取汁，放入粳米煮粥，待粥将成时，放白糖调味即可。早晚分食，每日 1 剂，可连服数日。此方具有清肝泻火的功效。

齿苋薏米粥：薏仁米 30 克，马齿苋 30 克，红糖适量。先将马齿苋洗净，然后和薏仁米一起放入锅中，加适量清水，煮成粥，最后放入红糖调味即可。每日 1 剂，连用 7 日即可见效。此方具有清热解毒、健脾化湿的功效。

生活调养小提示

1. 注意保持口唇部干净，以免细菌感染加重病情。

2. 应该勤换牙刷，以免重复感染病毒。

3. 加强体育锻炼，有利于增强机体免疫力，增强抗病能力。

鼻出血不要慌，
参枣粥可帮忙

　　鼻出血又称鼻衄，是常见病症之一，大多是由于鼻腔病变引起的，如鼻腔炎症、鼻部外伤等，也可能是由全身性疾病所引起的，如急性发热、血液病等。鼻出血多数为单侧鼻孔出血，也有少数双侧鼻孔出血的情况。很多人对鼻出血不是特别地在意，认为只要把血止住了就可以了，其实这样的认识是错误的。生活中遇到鼻出血的情况时，我们会发现有的鼻出血稍作处理就会停止，而有的则持续出血不止，而且出血量的多少也不一样，轻者仅仅在鼻涕中带点血，重者则可引起失血性休克，反复的出血还有可能导致贫血。因此，虽然大部分鼻出血可以自行止住，但是如果经常出血则不可轻视，应该找出出血的原因。

　　中医认为鼻出血主要是由于肺、胃、肝火热偏盛，热入血分，损伤血络，以致血溢清道，从鼻孔流出而成鼻衄，也有少数患者是由于肾精亏虚或气虚不摄导致鼻出血。在辨证治疗上将其分为以下五种类型。

　　肺经热盛 主要表现为鼻中出血，呈点滴状，颜色鲜红，量不多，鼻腔干燥有热感，或伴有咳嗽痰少，口干身热等症状。在治疗上以疏风清热、凉血止血为原则。

　　胃热炽盛 主要表现为鼻中出血，量多，颜色鲜红或深红，鼻腔内干燥，口干口臭，烦渴多饮，大便燥结，小便短赤。此型在治疗上以清胃降火、凉血止血为主。

　　肝火上逆 主要为鼻血量多，血色深红，头痛头晕，口苦咽干，胸胁部满闷不适，面红目赤，急躁易怒等症状。治疗以清肝泻火、凉血止血为主。

【肝肾阴虚】鼻血色红，时出时止，量不多，常伴有口干少津，头晕眼花，耳鸣心悸，失眠烦热等症状。治疗上以滋养肝肾、凉血止血为主。

【脾不统血】主要表现为鼻血渗渗而出，颜色淡红，量或多或少，面色无光，饮食减少，神疲少言。治疗上以健脾益气、摄血止血为原则。

参枣粥

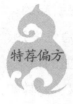
特荐偏方

【用料】人参6克，红枣15颗，粳米30克。

【做法】先将人参放入清水中浸泡2小时，红枣去核；然后将红枣、人参与粳米一起放入锅中，同煮为粥。每日1剂，连用数日。

人参红枣粥是一道很有名的补中益气、养血安神的药膳粥，不仅对因脾气虚弱引起的鼻出血有较好的疗效，而且经常食用还对身体疲倦乏力、食欲不振、面色无光泽、心情烦躁、睡眠差以及各种贫血等症状有治疗和缓解的作用。

偏方中的人参是深受人们喜爱的补品之一，也是一味非常珍贵的中药材，历来被誉为"百草之王"，"滋阴补肾，扶正固本"之极品，更是被称作是中药国宝，有着非常高的保健养生以及药用价值。中医认为，人参味甘微苦，性微温，具有补气固脱、健脾益肺、宁心益智、养血生津的功效，有调和人体气血阴阳、补虚抗衰老和延年益寿的作用，特别适合体弱多病、年老羸弱者以及气血不足的人食用。

红枣，又名大枣，是我们日常生活中熟知的补血养血之圣品，民间亦有"一日吃三枣，一辈子不显老"的说法，同时红枣又物美价廉，是老百姓身边的养生保健佳品。现代药理学发现，红枣中含有丰富的维生素A、维生素C、维生素E、胡萝卜素以及磷、钾、镁、叶酸、泛酸、烟酸等营养元素。其中，因其维生素含量非常高，素有"天然维生素丸"的美誉。中医认为，红枣味甘性温，有补中益气、养血安神、缓和药性的功效，不仅对老年人、女性有很好的益气补血效果，而且对患有慢性肝炎、肝硬化的人亦有缓和药物对肝脏损害的作用。此外，红枣中所含的环磷酸腺甙，具有扩张血管，增强心肌收缩力，改善心肌营养的功效，对防治心脑血管疾病有一定好处。

 ## 其他对症小偏方

蕹菜饮：蕹菜 100 克，白糖 10 克。先将蕹菜洗净，放入碗中捣烂成泥状，然后加入白糖，倒入沸水饮用。此方具有清热、凉血、止血的功效，主要用于鼻出血，特别是肝火上逆型鼻出血。

藕节白茅根饮：鲜白茅根 120 克，鲜藕 250 克。将白茅根和藕分别捣烂取汁，然后用开水冲泡，代茶饮用。此方具有清热凉血、收敛止血的功效，适用于胃热炽盛引起的鼻出血。

百合黄芩蜂蜜饮：鲜百合 100 克，黄芩 20 克，蜂蜜 20 克。黄芩洗净，切片，放入锅中，加适量清水，煎煮 30 分钟，过滤取汁。百合择洗干净，放入锅中，加适量清水，大火煮沸后，改用小火煨煮至百合酥烂，然后倒入黄芩汁，再煮沸，调入蜂蜜，搅拌均匀即成。早晚 2 次分服。此方具有清热泻火、凉血止血的功效，对肺经热盛型鼻出血尤为适宜。

蜜饯桑葚: 鲜桑葚 500 克，蜂蜜 150 克。将桑葚拣杂洗净，去蒂柄，放入锅中，加适量清水，用小火熬至汤汁将干时加入蜂蜜，再煮沸即成。当作蜜饯随意服食，每日服食以 50 克为宜。本方具有补肾益肝、凉血止血的功效，对肝肾阴虚型鼻出血尤为适宜。

其他居家养疗法

穴位按摩法：选取肩井穴，用食、拇指掐捏、挤压穴位中心，然后将肩部肌肉向上提起 3-5 秒钟，反复 3 次为 1 组，每组间歇 2 分钟。

按压法：按压鼻出血同侧耳尖穴（在耳郭的上方，当折耳向前，耳郭上方的尖端处），有止鼻血作用。每次按压 3～5 分钟。

酒糟鼻恼人羞，
巧用荸荠汁

　　酒糟鼻又名玫瑰痤疮或酒渣鼻，是一种好发于面部中央的慢性炎症皮肤病，因鼻色紫红如酒糟故称作酒糟鼻。常位于脸的中部呈对称分布，以鼻尖、鼻翼为主，其次为颊部、颏部、前额。主要表现为鼻子潮红，表面油腻发亮，并伴有瘙痒，灼热和疼痛感。本病多见于中年人，男女均可发病。酒糟鼻的出现，不仅影响容貌的美丽，而且还给患者内心带来极大痛苦，所以在生活中一定要积极做好防护措施，将酒糟鼻消灭在萌芽之中。

　　中医认为，酒糟鼻是由于脾胃湿热上蒸到肺部，再加上外邪的侵袭，瘀血凝滞导致的。并将其分为三种类型，分别是脾胃积热型、热毒炽热型、血瘀凝结型。

　　脾胃炽热型　多因脾胃平时有积热，或者平素饮酒过度，过多食用辛辣之物，因此体内生热化火，胃火循经脉至鼻部，诱发此病。主要表现为鼻及面部潮红，表面光亮，红斑显著，瘙痒，受热后更红，大便干燥，容易口渴。在治疗上以清泻肺热为主。

　　热毒炽热型　多因为感受外邪，郁而化热，热与血相搏，毒热外发于肌肤而导致此病。主要表现为鼻子及颜面部除了有红斑之外，常伴有炎症小丘疹及脓疱，患处灼热疼痛，大便干结，小便色黄。在治疗上以清热解毒为主。

　　血瘀凝结型　多是由于湿热蓄积于胃，蒸于肺部，再遇上风寒之邪客于皮肤，以致瘀血凝结，鼻部先红后紫，久则变为暗红，导致此病。主要变现为鼻部暗红或紫红，并逐渐肥厚变大，形成鼻赘。治疗上以活血化瘀为原则。

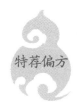

荸荠汁

用料 新鲜荸荠1个。

做法 将新鲜荸荠洗净后，横切成两瓣，然后反复地涂擦酒糟鼻上，涂擦后不要用清水洗掉，涂上的汁液越厚越好，待结厚的壳脱落即可。每日5～6次，7天为1个疗程。

荸荠皮色紫黑，肉质洁白，味甜多汁，清脆可口，有"地下雪梨"之美誉，北方人称之为"江南人参"，既可做水果生吃，又可做蔬菜食用，是大众喜爱的时令之品。中医认为，荸荠性寒味甘，无毒，具有清热解毒、凉血生津、利尿通便、化湿祛痰、消食除胀的功效，对于外感邪毒所引起的酒糟鼻有很好的清热解毒之功效，而且用荸荠涂擦酒糟鼻不仅没有任何毒副作用，还可以带来凉凉爽爽的感觉，对酒糟鼻带来的疼痛瘙痒有一定的缓解作用。

此外，荸荠营养丰富，其中所含的磷是根茎类蔬菜中较高的，经常食用不仅能促进人体正常生长发育，而且对牙齿和骨骼的发育也有很大的好处，特别适用于生长期的儿童食用。荸荠中所含的另一种物质——荸荠英，对金黄色葡萄球菌有一定的抑制作用，而金黄色葡萄球菌又是引起酒糟鼻的主要因素，因此，用荸荠治疗和缓解酒糟鼻具有很好的疗效。

其他对症小偏方

核桃橘核粉： 核桃1个，橘核3～5克。将核桃敲碎取出桃仁并研成细末，橘核焙干研成细末，然后将二者混合搅匀。用时加适量的酒调成糊状，敷于患处，临睡前使用，早晨洗掉，每日1次。此方具有散结祛瘀的功效，适用于血瘀凝结型酒糟鼻。

枇杷粥： 鲜枇杷叶60克，粳米100克。将枇杷叶刷去毛，用蜜炙过，然后切碎，用纱布包裹和粳米一起放入锅中，加适量清水煮粥食用。此方具有清解肺热的功效，可辅助治疗因脾肺炽热引起的酒糟鼻。

慢性咽炎噪不爽，
橄榄茶清肺又利咽

慢性咽炎是生活中的一种常见病，是慢性感染所引起的弥漫性咽部病变，主要是咽部黏膜炎症。此病好发于成年人，而急性咽炎的反复发作是导致慢性咽炎的主要原因。长期粉尘或有害气体的刺激、吸烟、过度饮酒等不良生活习惯，咽部邻近的上呼吸道感染，过敏体质或身体抵抗力低下等都可以引发慢性咽炎。主要症状为咽部不适，发干，异物感，总感到咽部有咽不下又吐不出的东西，干咳，恶心，发痒，咽部充血呈暗红色，咽后壁可见淋巴滤泡等。

慢性咽炎，中医称为"虚火喉痹"，属"喉痹"的范畴。认为本病的病因多与感受邪毒、情志过极、先天禀赋不足等有关系。并将慢性咽炎根据发病机制的不同归纳为阴虚火旺、肝郁痰阻、气滞血瘀三种类型。

阴虚火旺 由于反复感受外邪，或者临近咽喉的器官感染邪毒染及咽部；或者因虚火内生上灼于咽部，抑或是因抽烟饮酒过度，燥热内蕴导致咽炎的发生。主要表现为咽干不适，隐隐作痛，咽部有异物感，痰黏量少，口干善饮，伴有午后烦热，腰腿酸软等症状。在治疗上应以养阴、生津、利咽为原则。

肝郁痰阻 多是由于情志抑郁，思虑过度，导致肝失去疏泄功能，脾失去健运功能，津液不行，聚湿成痰，壅阻在咽部导致的。主要为咽部干燥隐痛，整日不适，咽中似有异物，颈部作胀，胸胁闷痛，痰多而黏稠，情绪不好时会加重等症状。治疗应以疏肝、理气、化痰为主。

气滞血瘀 多因邪毒长时间留在体内，气郁而滞，延宕不散，遏血而瘀，阻于咽内，郁而化热导致此病。治疗以活血、化瘀、利咽为原则。

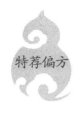

橄榄茶

用料 橄榄 10 克，冰糖适量。

做法 将橄榄放入杯中，加入冰糖后，用开水冲泡，代茶频饮。

橄榄茶，又称"元宝茶"，是我国南方民间传统茶中珍品。宋朝著名诗人陆游游历南方时曾留下"寒泉自换草蒲水，活水闲煎橄榄茶"的诗句以赞美橄榄茶。而且此茶汤色碧绿而清香，饮之舌根间甘甜回味无穷，风味独特，具有滋咽润喉、生津爽口、清热解毒的功效，真可谓是"青果沾唇口腔新，余有饶喉脾胃津"啊！橄榄茶是家庭中用于咽喉不适的常备佳品，尤其适用于因外感风热毒邪所导致的慢性咽炎等症状。此外，橄榄茶中富含维生素 E 和钙元素，可有效改善人体内循环环境，帮助身体排出有害物质，促进血液循环，加速新陈代谢，有独特的减肥、降血压、降血脂、抗衰老的功效，是肥胖的人、女性及中老年人理想的保健品。

中医认为，橄榄味甘酸性平，有清热解毒、利咽化痰、生津止渴、除烦醒酒的功效，适用于咽喉肿痛、烦渴、咳嗽痰血等病症。是历代医家作为治疗阴虚症状的慢性咽炎的常用之药，所以在很多治疗咽喉炎的中成药里面都含有橄榄的成分。

 其他对症小偏方

萝卜叶汁：新鲜萝卜叶适量。将萝卜叶洗净，放入榨汁机中榨成汁，过滤掉渣，服用。此方具有理气化痰的功效，适用于肝郁痰阻型慢性咽炎患者。

半夏厚朴汤：制半夏、茯苓各 12 克，厚朴 9 克，生姜 15 克，苏叶 6 克。将以上药材一起放入锅中浸泡 1 小时，然后煎煮 30 分钟后，去渣取汁。分 2 次服用，每日早晚各 1 次。此方具有行气散结、降逆化痰的功效，适用于气滞血瘀型慢性咽炎患者。

要想扁桃体炎不再犯，罗汉果子泡水喝

扁桃体是位于人的舌根部的淋巴组织团块，也是呼吸系统的防卫机关之一，可以过滤从口腔中进入呼吸道的细菌并产生抗体，保护呼吸道和食道不受细菌侵入，是人体重要的免疫器官。但当机体抵抗力下降时，细菌就会趁虚而入，可导致扁桃体发炎。扁桃体炎有急性和慢性之分，慢性扁桃体炎多是由于急性扁桃体炎反复发作或治疗不及时而转成的。慢性扁桃体炎的主要表现为经常咽部不适，异物感，发干发痒，刺激性咳嗽，口臭等症状。而急性扁桃体炎还会出现发热怕冷，食欲不振，呕吐等全身症状。

扁桃体炎属中医学"乳蛾"的范畴。急性扁桃体炎相当于"风热乳蛾"，慢性扁桃体炎相当于"虚火乳蛾"。

风热乳蛾 多因气候骤变，寒热失调，肺卫不固，致风热邪毒乘虚从口鼻中侵入咽喉部，或因过度抽烟饮酒，使得脾胃蕴热，亦或是因外感风热而失治，邪毒乘热内传肺胃，上灼扁桃体，导致本病的发生。风热乳蛾是耳鼻喉科的常见病、多发病，多见于春秋两季，大多数患者为儿童及青壮年。主要表现为咽部疼痛、痛连耳窍，吞咽时加剧，扁桃体红肿，扁桃体表面附有点状、片状腐物。在治疗上以清热解毒、利咽消肿为原则。

虚火乳蛾 多是由于风热乳蛾或温病之后余毒未清，邪热耗伤肺阴，或者是因为素体阴虚，再加上劳累过度，使得肾阴亏损，虚火上炎至喉部，反复举发，从而引发本病。虚火乳蛾一年四季均可发病，且病程较长。主要表现为咽喉干燥，微痒微痛，咽喉部似有堵塞感，不时发生，时久不愈等症状。在治疗上以养阴清肺、滋阴降火为主要原则。

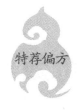

罗汉果茶

特荐偏方

（用料）罗汉果1个。

（做法）将罗汉果切碎，放入杯中，用沸水冲泡10分钟后，不拘时饮服。每日1～2次，每次1个果。

本偏方具有清热润肺的功效，适用于治疗虚火乳蛾。另外，此茶还是用于治疗肺火燥咳、咽痛失音、肠燥便秘等的民间验方。

罗汉果是葫芦科植物罗汉果的果实，是药食两用的名贵中药材。中医认为，其性凉味甘，有清肺润喉之功效，在临床上常熬水煎服，用于治疗咽痛咽痒、干燥不适及咳嗽痰火。罗汉果的果实和叶子均含有罗汉果三萜皂苷、大量的果糖、多种人体必需氨基酸、脂肪酸、黄酮类化合物、维生素C、微量元素等，具有很高的食疗价值，被人们誉为"神仙果"。

在日常生活中，人们既可以把罗汉果和其他食材搭配做成茶饮，比如罗汉果红枣茶、罗汉果薄荷茶，也可以做成汤羹，如罗汉果益母草汤、罗汉雪梨饮等，还可以做成粥品，如罗汉果粳米粥。因罗汉果性寒凉，寒凉体质的人在食用罗汉果时应加入适量生姜以起到中和的作用。

其他对症小偏方

桑菊益母汤：取桑叶、竹叶、当归、菊花、益母草各30克。将上述材料加水煎2次，取汁去渣，温服，每日1次，每次1剂。此方具有清热解毒的功效，适用于风热蛾乳。

生活调养小提示

1.忌吃辛辣刺激的食物，因辛辣之品多辛热，易化生成火，能加重胃热，热毒上攻，症状加重。

2.忌吃烧烤、肥腻的食物，因这些食物易生痰化火，痰火搏结，灼伤咽喉，加重病情。

3.忌吃鱼腥发物，因这些食物能聚痰生热，诱发扁桃体炎。

失音口不能言很痛苦，
橄竹梅茶汤养护声带有奇效

失音是指神志清醒而声音嘶哑，甚至不能发出声音的症状。主要是由于喉部肌肉或声带发生病变而引起的发音障碍。主要症状为说话时声调变低，声音微弱嘶哑，严重时发不出声音。失音是生活中很多人会遇到的情况，如那些需要长时间讲话或者不正确使用喉咙的人，就会经常遇到失音的困扰。通常失音经过一段时间休息就会自愈。

中医称失音为"暴喑"，有新久之分。新病多是因外感风寒燥热之邪、饮食油腻、饮酒抽烟，而导致痰热内生，肺失清肃而引起的；久病则多是由于久病体虚，肺阴虚弱及声带劳损，使得声道失润所致。

【风热型】 主要表现为突然声音不扬，甚则声音嘶哑，多伴有咳嗽胸闷，鼻塞，怕冷发热等症状。因此在治疗上宜清热、宣利肺气。

【痰热型】 表现为声音重浊不畅，咳痰稠黄，喉干或痛等症状。在治疗上宜清热化痰、泄肺利窍。

【肺阴亏虚型】 表现为逐渐音哑，喉燥咽干，或伴有咳嗽气短的症状。治疗上宜滋补肺阴。

【肺肾阴虚型】 表现为声音嘶哑，日久不愈，伴有干咳无痰，潮热盗汗，手足心热，腰膝酸软等症状。因此在治疗上宜滋阴补肾。

特荐偏方

橄竹梅茶汤

【用料】 咸橄榄5个，竹叶5克，乌梅2个，绿茶5克，白糖10克。

【做法】 将上述所有材料一起捣碎，放入杯中，沸水冲泡，加盖闷15分钟左右，频代茶饮服。每日2剂。

此方用白糖泡橄榄、竹叶、乌梅，诸味合用，有清肺消肿、润利咽喉之功效，对于久咳或咽喉疲劳过度而引起的失音声嘶或者是由于急慢性咽喉炎而致的咽喉燥痒不适，干咳少痰、咽痛声嘶，甚至失音等有很好的改善作用，特别适用于痰热型失音。

橄榄，又名青果。中医认为其味酸甘性平，具有清热解毒、化痰利咽、止渴生津之功效，是治疗咽喉肿痛的常用之品。在民间每到冬春季节，百姓常常每天嚼食两三枚鲜橄榄以防止呼吸道感染，故有"冬春橄榄赛人参"的美誉。橄榄果肉中含有丰富的蛋白质、脂肪、维生素C以及钙、铁、磷等营养物质，其中所含的钙特别多，而且易于被人体吸收，对骨骼的发育有很好的帮助，尤其适于儿童、妇女食用。

竹叶是一味中医传统的清热解毒药，药食两用的天然植物。中医认为，竹叶味甘淡而性寒，具有清心除烦、疏散风热的功效，对于治疗热病烦渴，口舌生疮，痰热咳逆有非常显著的疗效。现代研究表明，竹叶中的有效成分黄酮、酚酮、多糖、氨基酸、微量元素等，具有良好的抗氧化、抗衰老、抗疲劳、降血脂、预防心脑血管疾病，改善睡眠、美化肌肤等功效。特别是对人类"第一杀手"的心脑血管疾病有显著的防治作用，且很多药物都是以竹叶为主要原料。竹叶有淡竹叶和鲜竹叶之分，两者的功用相似，都能清心利尿，只不过淡竹叶淡渗利湿的功较好，鲜竹叶兼有发散风热的作用，所以在选用时可以根据自己的需要进行选择。

乌梅味酸性平，具有敛肺涩肠、生津安蛔的功效，因此能够治久咳，润咽喉。乌梅中含有多种有机酸，有改善肝脏功能的作用，所以患有肝病的患者不妨多吃一点。另外，乌梅中的梅酸具有软化血管、防老抗衰的作用，可以在日常泡水饮用。

绿茶是我国主要的茶类之一，是采摘的新叶或新芽，未经发酵等工艺制成的饮品，几乎家家户户都有绿茶的身影，故而被誉为"国饮"。绿茶的品种非常之多，被百姓熟知的有西湖龙井茶、碧螺春、太平猴魁、六安瓜片、信阳毛尖，等等。绿茶的主要成分是茶多酚、咖啡碱、脂多糖、茶氨酸等，不仅具有提神清心、清热解毒、消食化痰、生津止渴、消痰利咽、降火明目的功效，而且对现代的辐射病、疲劳症、心脑血管病、癌症等疾病有一定的预防和治疗作用。生活中经常泡饮绿茶既可以养生保健，又可以防治疾病，好处真是不胜枚举。

其他对症小偏方

苏叶茶：茶叶 3 克，苏叶 3 克，盐 3 克。先将茶叶炒至焦黄，再将盐炒至发红色，然后同苏叶加水共煎汤服用，每日 2 次。此方具有清热、宣肺、利咽的功效，主要用于治疗外感风热引起的声音嘶哑。

砂糖鸡蛋汤：鸡蛋 1 个，砂糖 10 克。将鸡蛋打破，放入碗中，然后放入砂糖搅拌均匀，最后倒入开水即可。此方具润肺生津、补中益气的功效，适用于肺肾阴虚失音者饮用。

无花果冰糖饮：无花果 30 克，冰糖适量。将无花果洗净，与冰糖一起放入锅中，加适量清水共煮，每日 1 次，连服 3 ~ 5 天。此方具有祛痰理气、润肺止咳的功效，主要用于痰热引起的声音嘶哑、咽干喉痛、肺热咳嗽等症。

其他居家养疗法

选取心、肺、肾、咽喉、内分泌相应的耳穴，用王不留行籽贴敷，每日按压数次。

生活调养小提示

1. 要养成生活规律的习惯，以防劳累耗伤气阴，引致虚火上炎。

2. 要减少发音，避免大声呼叫，以防损伤声带脉络。

3. 要侧卧睡觉，不要张口睡觉，睡觉时可以将枕头垫成斜坡状，以防翻身仰卧而张口。

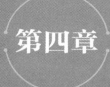

第四章

骨伤也可用偏方，
辅助治疗利康复

骨伤是人体筋骨方面的疾病，一般是指骨头在因外力或者感染而受的伤，也是生活中常见的一类疾病，尤其是对于老年人来说，患有骨科疾病的概率比年轻人更大。骨伤有轻有重，轻者仅仅会影响行动，而重者有可能导致瘫痪，甚至危及生命。因此，患有骨伤疾病，切不可掉以轻心，一定要及时治疗。

本章介绍了如腰椎病、肩周炎、骨质疏松、踝关节扭伤、足跟疼痛等生活中经常遇到的各种骨伤疾病，从中医的角度对引起各种疾病的病因进行了辨证分型，并给患者推荐了对症治疗的偏方，对患者减轻痛苦有很大的帮助。

颈椎不适别乱揉，
舒筋活血用醋炒麦麸

　　当你埋头读书时，当你长时间上网时，当你躺着看电视时，是不是经常感觉颈肩部疼痛呢？如果是，请当心患上颈椎病。颈椎病是指因颈椎退行性病变引起颈椎管或椎间孔变形、狭窄，刺激压迫颈部脊髓、神经根，并引起相应症状的疾病，也是生活中一种常见的颈部疾病。本病好发于中老年人群，但是由于年轻人的生活、工作等原因也会早早地出现颈椎病，且有不断增加的趋势。颈椎病的主要表现为肩、臂、手的麻木或疼痛以及头晕、耳鸣。一般头颈部外伤、不良的姿势、受到风寒湿邪侵袭、慢性感染以及职业、年龄等因素都是诱发颈椎病的因素。

　　颈椎病属中医学"痹症"范畴，多是由于外感风寒湿邪伤及经络；或者是由于长期劳损，肝肾亏虚；亦或是由于痰瘀相互交阻，气滞血瘀等原因引起的。中医将颈椎病分为以下四个类型。

　　经络痹阻型　多是由于风寒湿邪客阻于经络，长期劳损致使肌体气血运行不畅，故而出现麻木、萎缩、僵硬等颈椎病症。主要表现为颈、肩、背放射性疼痛，肢体酸麻胀痛，且多与气候变化有关，怕寒喜温。在治疗上以祛风散寒、通经除痹为主。

　　气滞血瘀型　多是由于外邪侵袭，停滞于经络，或肝肾不足，气血运行无力，或劳损外伤，气滞血瘀引起的。主要表现为颈部有针刺样或烧灼样疼痛，日轻夜重，痛处拒按，指端麻木，常伴有头痛，失眠，视物模糊，健忘等症状。在治疗上以活血化淤、疏通经络为主。

　　气血不足型　多是由于久病、体弱多病形成气血不足，或气血生成不足，筋脉失去濡养所致。主要表现为少气寡语，面色发白，头昏头晕，恶心呕吐，失眠多梦，四肢、颈部无力，耳鸣，颈背酸痛等症状。此型治疗以健脾益气、补血通经为原则。

肝肾不足型 多是由于经络、气血长期痹阻不通，伤及肝肾；或长期过于劳累，致使肝肾亏虚引起颈椎不适。主要表现为颈项酸软，头晕眼花，耳鸣耳聋，视物模糊，常伴有失眠，腰酸膝软，手足麻木，抬举无力等症状。在治疗上以滋水涵木、调和气血为主。

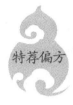

醋炒麦麸

特荐偏方

用料 麦麸 1500 克，陈醋 500 毫升。

做法 将陈醋倒入麦麸里，搅拌均匀，然后在锅里炒热，趁热将麦麸倒入缝制的布袋子里，扎紧袋口后，立即热敷疼痛处，待凉后继续炒热再敷，每隔 1 小时敷 1 次，每次大约 30 分钟。此方具有活血化瘀、通经活络的功效，适用于气滞血瘀型颈椎病患者使用。

本偏方中的麦麸对于现在的很多年轻人来说比较陌生，很多人会问：麦麸是什么东西？其实麦麸就是小麦的外层表皮，也就是小麦加工成面粉后的副产品。以前麦麸一般被作为动物的饲料来使用，现在的人提倡吃粗粮，而且麦麸中又含有大量的粗纤维，很符合现代的饮食理念，因此麦麸也就成为了餐桌上的常客，并且还经常用于入药、酿酒。中医认为，小麦性微寒味甘，具有除热除烦、利尿益胃的功效。同时小麦中含有大量的膳食纤维、蛋白质以及镁、锰、烟酸、磷、锌和维生素 B_6，特别是麦麸的脂肪含量很低，而且不含胆固醇以及糖和钠，是很多心脑血管疾病患者理想的保健佳品。

中医认为，醋味酸性温，具有止痒消肿、活血散瘀、通经活络的功效。许多中药用醋炮制后，用来加强其舒肝理气、活血散瘀的作用。

醋和麦麸的合用在古代很多医学名作中都有记载，《本草拾遗》中记载"以醋拌蒸热，袋盛，烫腰脚伤折处，止痛散血"。这一点可以说明醋拌麦麸外敷具有舒筋活血止痛的作用，能有效治疗关节疼痛。此外，在《本草纲目》中也有相关的记载，即麦麸用醋蒸后外敷手足可以治疗风湿痛、寒湿及脚气等病症。而且醋和麦麸在热力的作用下，能有效促进颈椎部位的血液循环，增加药物的渗透作用，使药效更好的发挥其功效，从而起到防治疾病的目的。

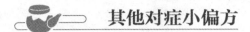 **其他对症小偏方**

葛根五加粥：葛根、薏仁、粳米各50克，刺五加15克，冰糖适量。先将葛根、刺五加洗净，葛根切碎，与刺五加先煎取汁，然后与粳米、薏仁一同放入锅中，加适量清水，先用大火煮沸，改用小火熬成粥后加冰糖调味即可。此方具有祛风除湿止痛的功效，适用于经络痹阻型颈椎不适。

参芪龙眼粥：党参、黄芪、龙眼肉、枸杞各20克，粳米50克。将党参、黄芪洗净后切碎，先煎取汁，然后加适量清水煮沸，放入龙眼肉、枸杞及粳米，用小火煮成粥即可。此方具有补气养血的功效，适用于气血亏虚型颈椎病。

桑枝炖鸡：老桑枝60克，桑寄生30克，母鸡1只，盐少许。将鸡洗净，切块，与老桑枝同时放入锅中，加适量清水煲汤，最后放入盐。饮汤食肉。此方具有补肾益肝、通经活络的功效，适用于肝肾不足型颈椎病。

其他居家养疗法

在生活中，自我按摩疗法非常简单易行，颈椎部出现不适或者颈椎病的患者，可每日早晚各按摩1次，能有效改善颈椎部血液循环，缓解颈部疲劳，防治颈椎病变。

点按风池穴：用双手拇指腹部点按风池穴1～2分钟。

拿捏颈椎：用拇指和食指自颈后拿捏颈椎两旁肌肉2～3分钟。

按揉肩部：用手指腹部揉按肩部2～3分钟。

得了肩周炎，
细辛配老姜胜过大药房

肩周炎是指因肩关节及其周围的软组织退行性、炎症性病变引起的以肩部疼痛和功能障碍为主要症状的一种比较常见的骨科疾病。因其主要发生在 50 岁左右的人群中，因此又被称作"五十肩"。诱发肩周炎的因素比较多，主要有以下几个原因：一是受到风寒侵袭，尤其是在寒冷的冬天，如果不注意保暖，很容易诱发此病；二是肩部及慢性损伤，长时间地活动肩周关节，很容易发生肩部组织劳损，诱发肩周炎；三是由于年龄因素，主要表现为肩部疼痛、肩关节活动受限、怕冷、压痛、肌肉痉挛与萎缩等症状。通常认为肩周炎具有一定的自愈倾向，但自然病史长达 6 个月至 3 年，甚至更长。

肩周炎属中医"痹证"范畴，认为患上肩周炎的原因往往与气血不足、外感风寒湿邪及外伤劳损有关，并将其分为以下四种类型。

瘀血阻络型　多由外伤内挫，导致肩部经络受损而引起的。主要症状为肩部疼痛剧烈，如针刺或刀割样跳痛，痛处不转移，拒按，夜晚疼痛加剧，局部肿胀或青紫，关节活动受限。治疗以活血祛瘀、通络止痛为主。

寒湿凝滞型　多是由于外界寒湿之邪侵袭并滞留于肩部，日久寒湿内结，使肩部经脉闭阻。此型患者多为老年人，主要表现为肩部及周围肌肉疼痛，疼痛向远处放射，夜间疼痛加剧，遇暖稍减，肩部不能抬举，肩部发冷、麻木。治疗上以温经散寒、祛湿止痛为主。

气血亏虚型　多是由于外邪乘虚侵袭，闭阻经络，使肩部筋脉失于濡养而引起的。此型患者多为久病体弱者，主要表现为肩部酸痛麻木或肩部肌肉挛缩，肩锋突起，肌肤无光泽，神疲乏力。治疗以益气养血、舒筋散寒为主。

风寒侵袭型 多由风寒侵袭肌肤经络，邪气痹阻于肩部，使肩部气血运行不畅而引起的。主要症状为肩部伸屈疼痛，痛可牵引至肩胛、背部、上臂及颈项，痛点固定不移并向周围放散，压痛明显，得热痛减，遇冷加剧，夜晚痛重，关节屈伸不利。此型一般处于发病的早期，治疗以祛风散寒、通络止痛为主。

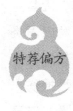

细辛配老姜

特荐偏方

用料 细辛80克，老生姜300克,60°高粱白酒100毫升。

做法 将细辛研成末，生姜洗净，然后混合后捣成泥状，放入锅内炒热，倒入白酒调匀，再微炒，将药铺于纱布上，热敷患处即可。

老姜俗称姜母，是立秋之后收获的姜，肉质厚而有硬度，气味辛辣，是家庭中常用的一种调味品，不过它的作用却远远不止于此，老姜的价值还体现在它对人体有保健和药用功效。中医认为，老姜性温味辛，具有解表散寒、温中止呕、化痰止咳的功效，常用于治疗外感风寒及胃寒呕吐等病症。正因为老姜具有暖胃驱寒的作用，因此在生活中常常见到人们将老姜做成各种茶饮来暖身。

细辛是一种常用的解表中药。中医认为其性温味辛，具有解表散寒、祛风止痛、温肺化饮的功效，主要用于治疗风寒感冒、头痛牙痛、鼻塞鼻渊、风湿痹痛、痰饮咳喘等病症。因细辛有小毒，所以在用细辛入药的时候一定要注意不可过量，作单味或者散内服时不可超过3克，不过，细辛在煎煮30分钟后其毒性大大下降。

白酒在此方中既是重要的药引子，也是一味中药，因其有舒筋通络、活血化瘀、止痛的功效，所以人们在跌打损伤后常用白酒按摩患处，便能使疼痛减轻并很快康复。同时，对因寒湿导致的关节疼痛，也可以用白酒揉搓关节，有驱寒通络的作用。

上述偏方中，将同具有解表散寒作用的老姜和细辛用白酒炒热敷于肩部，老姜、细辛借助于酒的热力，会使肩部血管扩张，加快血液循环，强化了舒筋活络、散寒止痛的作用。因此，这个方子对于寒凝阻滞型肩周炎效果不错。在使用时，需要掌握好温度，不热效果不好，太烫又容易灼伤皮肤。

 ## 其他对症小偏方

木瓜牛膝酒：木瓜 120 克，牛膝 60 克，桑寄生 60 克，大曲酒 500 毫升。将前三味药材一起侵入大曲酒中，7 天后饮用。每次 10 毫升，每日 2 次。此方具有活血化瘀、通络止痛的功效，适用于瘀血阻络型肩周炎患者。

五子羊肉壮骨汤：羊肉 250 克，枸杞、桑葚、金樱子、菟丝子、莲子、大枣各 10 克，当归、砂仁、米酒、花生油、白糖各适量。菟丝子用纱布包好，羊肉切片。用当归、砂仁、米酒、花生油、白糖等各适量，炒灸羊肉后再加适量清水，同枸杞、桑葚、菟丝子、金樱子、莲子、大枣煎煮，用大火煮沸后，改用小火煮 30～40 分钟，然后将菟丝子纱布包取出。此方具有补肾固精、滋阴补阳的功效，对气血亏虚型的肩周炎患者有很好的疗效。

其他居家养疗法

1. 患者伸出手掌，用拇指或手掌自上而下按揉患侧肩关节的前部及外侧 3～5 分钟，然后用拇指用力在局部痛处点按 1 分钟。

2. 弯曲食指、中指和无名指，用指腹按揉肩关节后部的各个部位 3～5 分钟，然后再用手指点按局部痛点 1 分钟。

3. 用对侧的手指揉捏患侧上臂肌肉，由下至上揉捏至肩部 3～5 分钟。

4. 伸出手掌，自上而下地揉患侧肩部至上臂的肌肉 3～5 分钟。肩后部按摩不到的地方可轻轻拍打。

腰椎疼痛要当心，
民间妙方杜仲和羊肾

　　腰椎疼痛是指腰椎部位的一侧或者两侧发生的疼痛症状，是各种腰椎病变的典型症状，有时也可能是多种疾病所表现出来的一方面症状。常见的腰椎骨质增生、椎间盘突出症、腰部骨折、腰部急慢性外伤、腰肌劳损等都可引起腰部疼痛不适。腰椎疾病多发生于中老年人群。不过有调查显示，腰椎病大部分都是"坐"出来的，像经常坐在电脑前的白领工作者，经常开车的司机也是腰椎病的高发人群，而在腰椎疾病中又以腰椎间盘突出最为多见，占50% ~ 60%，是骨科中最为多见的疾患之一。主要表现为腰部胀痛，坐骨神经放射痛，腰部活动障碍，脊柱不同程度弯曲，麻木感，肌肉萎缩，行走困难等，严重时大小便功能障碍，下肢瘫痪，长期卧床不起。此病严重影响患者的生活质量，所以日常生活中好好的保护自己的腰部，就显得尤为的重要了。

　　腰痛属中医学"痹症"范畴。中医认为腰为肾之府，因此腰痛大多与肾关系最为密切。通过辨证将腰椎疼痛分为以下几种类型。

　　气滞血瘀型 多是由于久坐或者腰部长期缺乏活动，导致气血瘀滞不畅，从而导致腰痛。主要表现为腰部疼痛位置固定，局部有针刺感；或者扭转有声音，扭则痛，痛处拒按，夜间加重。在治疗上以活血化瘀、舒筋活络为主。

　　肾精不足型 多是由于身体禀赋虚弱，加上过度劳累或房事过甚；或者年老体衰使得肾精亏虚，无法濡养筋骨而引起腰椎疼痛。主要表现为腰痛反复发作，腰部酸胀乏力、腿膝酸软。因此在治疗上应以补肾益精、疏通经络为主。

痰湿内阻型 多是由于阳虚湿盛，湿聚成痰，并随着经脉流于关节处，致使关节局部血运不畅，筋骨失去所养，久而久之引发腰椎疼痛。主要表现为腰痛，身体困倦，咳吐痰涎，胸闷不舒，形体肥胖等症状。此型在治疗上主要以祛痰燥湿、疏通经络为主。

寒湿内侵型 多是由于长期居住在寒湿之地，或者坐卧在寒湿之所，或者是淋雨涉水，导致卫阳受到损害，进而寒湿之邪乘虚侵袭机体，使体内寒湿之气加重，进而侵犯腑脏、经络、气血，导致腰椎疼痛。主要表现为腰部冷痛，遇寒后加剧，痛处喜温等症状。此型在治疗上以驱寒除湿、通筋活络为主。

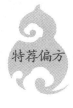

杜仲羊肾

特荐偏方

用料 杜仲 50 克，羊肾 4 个。

做法 先将羊肾去筋膜，切开并洗净，将杜仲焙干研成细末，然后放入羊肾内，外用荷叶包住，再包 2 ~ 3 层湿纸，用小火煨熟，用少许白酒佐食。

此方是民间常用的壮腰健肾食疗偏方，也是比较经典的一个，具有补益肝肾、强壮腰膝的功效，适用于肾精不足型腰痛。

杜仲又名胶木，是一味中国特有的名贵滋补药材。中医认为，杜仲味甘性温，具有补肝肾、强筋骨等多种功效，主要用于治疗腰椎酸痛、足膝痿弱、风湿痹痛、胎动不安等病症。特别是在治疗因肾虚引起的腰酸腰痛方面有着显著的疗效。现代药理研究发现，杜仲在抗癌抑癌、降脂降压、治疗肾病、预防心血管疾病等方面都具有较好的疗效。

羊肾即羊腰子，是一种保健价值非常高的食物。中医认为，羊肾味甘性温，具有补肾气、益精髓的功效，多用于肾虚劳损、腰脊酸痛、足膝软弱、耳聋、阳痿、尿频等症状。此外，羊肾中含有丰富的蛋白质、维生素 A、铁、磷、硒等营养物质，对人体有着生精益血、壮腰补肾的食疗保健作用。

其他对症小偏方

大黄葱白泥：大黄 6 克，葱白 30 克。先将大黄研成末状，葱白捣成泥状，然后混合在一起，放入锅中炒热，趁热敷于患处。此方具有活血化瘀、理气止痛的功效。适用于气滞血瘀型腰椎疼痛。

草乌生姜：草乌 1 个，生姜 1 块，盐 2 勺，酒适量。将草乌、生姜、盐混合在一起，然后切碎并捣烂，放入锅中加酒并炒热，然后装入布袋中，趁热敷于腰部。冷了再超热敷，每日 1 次，临睡前使用。此方具有祛寒活血，通经散寒的功效。适用于寒湿内侵型腰部疼痛。

参芪薏米粥：炒薏仁米 60 克，党参 12 克，干红枣 20 克，黄芪 20 克。先将党参、黄芪、红枣、薏仁米洗净，然后用冷水泡透；把全部用料一齐放入锅中，加适量清水，用小火煮成粥，即可食用。此方具有健脾祛湿，养血通络的功效，适用于痰湿内阻型腰部疼痛。

其他居家养疗法

1. 选取肾俞、腰阳关、阴陵泉、委中各穴位。采用针刺拔罐艾灸法：先用毫针刺入各穴位，得气后留针 10 分钟，出针后进行拔罐，留罐 10 分钟，起罐后沿着腰部及下肢疼痛部位艾灸 20 分钟，以皮肤潮红、感觉舒适为宜，每日 1 次，5 次为 1 疗程。此疗法适用于寒湿型腰痛。

2. 选取膈俞、肾俞、次髎、血海、委中各穴位。采用刺络拔罐法：先用三棱针将委中穴点刺出血 3 ～ 5 毫升，其他 4 个穴位用梅花针轻轻叩刺，当皮肤微微发红时，进行拔罐，留罐 10 分钟，每日 1 次，5 次为 1 疗程。此疗法适用于淤血型腰椎疼痛。

3. 选取肾俞、大肠俞、次髎、委中、承山各穴位。采用艾灸拔罐法：先用艾灸将各穴位各灸 15 分钟，然后进行拔罐，留罐 10 分钟，每日 1 次，5 次为 1 疗程。此疗法适用于肾虚型腰椎疼痛。

小腿抽筋疼痛难忍，
缓解就用芍药甘草汤

生活中，有人经常会遇到在半夜里正熟睡中，忽然小腿或者脚趾发生抽筋现象，从而把人疼醒，且持续好长时间，不仅影响睡眠，而且还给我们带来痛苦。那抽筋到底是怎么回事呢？腿抽筋又叫作肌肉痉挛，是一种肌肉自发的强直性收缩，具有不自主和不规则的特点，常常发生在小腿和脚趾的肌肉中，而且多发生于夜间或者在腿脚受凉以后。因此，引起小腿抽筋的主要原因有寒冷的刺激、下肢过度疲劳、休息不足以及老年人血钙浓度水平下降等因素。此病多见于成年男女、老年人以及体弱的人。疼痛难忍是其发病时的主要症状。

中医认为，肝主筋，因此一切肢体筋骨拘急挛缩，肢节屈伸不利，都与肝有着莫大的关系。肝血不足，阴不涵阳，导致筋脉拘挛，腿筋抽动。因此在治疗上应以补肝养血为原则。

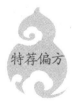

芍药甘草汤

特荐偏方

用料 白芍药 30 克，生甘草 10 克，白糖 30 克。

做法 先将甘草、白芍药放入清水中浸泡润透后切片；然后放入锅中，加适量清水。用大火煎煮 20 分钟，去渣取汁，在药汁内加入白糖拌匀即成。代茶饮用。

此方具有调和肝脾、柔筋止痛的功效，主要用于治疗津液受损、阴血不足、筋脉失濡所导致的各种病症。因此，芍药甘草汤不仅可以治疗小腿抽筋，凡是因跌打损伤、或者是睡眠姿势不当，抑或是因腰背部有筋牵强者，服用本汤都有改善效果。

中医认为，白芍性寒凉味苦酸，具有补血柔肝、平肝止痛、敛阴收汗等功效，可以用于治疗阴虚发热、月经不调、腹痛泻痢、四肢挛急、自汗盗汗等病症。现代医学研究认为，白芍有降低血压、保护肝脏、缓解痉挛、镇痛的四大作用。此外，白芍还具有补气益血、美白润肤的功效，被广泛应用于美容护肤方面，特别是对于面色萎黄、面部色斑、无光泽等面部问题有美白祛斑的作用。

甘草是一味应用比较广泛的中药，有"众药之王"的美称，在《神农本草经》中被列为药之上乘。甘草有生甘草和炙甘草之分，一般生甘草用于清热解毒，而炙甘草主要用于补中益气。中医认为，甘草味甘性平，具有补脾益气、润肺止咳、泻火解毒、缓急止痛、调和药性等多方面的功效，主要用于脾胃虚弱、倦怠乏力、心悸气短、咳嗽痰多、四肢挛急疼痛、缓解药物毒性等。现代医学研究表明，甘草具有抗病毒、抗炎、保护肝脏的功效。虽然，甘草的毒副作用较小，但是若长期大量服用，可诱发水肿、高血压及血钾减少等症状，因此甘草不可大量服用，特别是患有高血压、肾功能不全、水肿的患者要慎用。

其他对症小偏方

醋制鲫鱼：野生小鲫鱼1条，醋适量。先将鲫鱼洗净，放入锅中加入醋，小火焖熟即可。每日1次，连吃3日。此方具有活血通络的功效。

其他居家养疗法

按揉小腿肌肉：取坐位，用双手按揉百窝穴到跟腱5分钟。

点揉百窝、承山穴：用双手食指和中指点揉百窝2分钟，然后用拇指点揉承山穴2分钟，以感觉有酸胀感为宜。

弹拨跟腱：用拇指用力弹拨跟腱10次。

拍打小腿：用双手虚掌平稳而有节奏地拍打小腿2分钟。

足部骨折愈合难，羌归汤化瘀又补肾

足部骨折是指发生于足部距骨、跟骨、跖骨及趾骨部位的骨折。在人们的日常生活中，足部骨折是一项很普遍的现象，此类情况多发于儿童及老年人，中青年也时有发生。

足部骨折使人感到非常痛苦，下面就为大家介绍一下足部骨折的常见症状，希望对大家有所帮助。

足部骨折可分为多种部位的骨折：

1. 跖骨的骨折很常见。这种骨折常因行走过多或过度劳损造成，也可因突然、强大的暴力冲击所致。大多数病人只需穿硬底鞋，偶尔需用膝下石膏靴制动。如果骨折端明显分离，需通过手术复位。

2. 籽骨（在大趾跖骨末端的两小块圆形骨）也会发生骨折。跑步、长距离行走以及在硬质场地上的运动如篮球和网球均会引起籽骨骨折。鞋中放垫子或特殊结构的矫形器有助于缓解疼痛。如果疼痛持续存在，需手术摘除籽骨。

3. 足趾的损伤，尤其是小趾损伤较常见，多因赤足行走造成。4 个小趾的单纯骨折无需管型石膏固定。用胶带夹住足趾或将邻近的足趾绑在一起固定 4 ~ 6 周即可。穿硬底鞋或较宽松的鞋有助于缓解疼痛。

4. 大趾骨折一般较严重，可引起更广泛的疼痛、肿胀和皮下出血。直接撞击或重物下落砸伤均可造成趾骨折。

其实，不管足部骨折伤在哪里，都应该及时去医院进行治疗。除此之外，也可以通过中医疗法来辅助治疗。其中，具有活血通络功效的食疗小偏方就是不错的选择，对病情康复大有裨益。

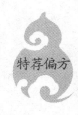

羌归汤

用料 羌活、独活、牛膝、红花、当归各 6 克。

做法 将以上药材加适量清水煎煮，去渣取汁，倒入杯中，稍凉后即可饮服。每天 1 次，代茶频饮。

在这个偏方中，羌活味辛、苦，性温，归膀胱、肾经，具有散寒止痛、祛风除湿的作用；独活味辛、苦，性微温，归肾、膀胱经，具有祛风湿、解表止痛的作用；当归有补血活血，行气止痛的作用；牛膝味甘、苦、酸，性平，入肝经、肾经，具有散瘀血、消痈肿的功效。

其他对症小偏方

桃树皮糯米饭：将新鲜的杨桃树皮与糯米一同煮至成饭，敷于患处。另取核 30~60 克，水煎去渣，冲黄酒，每日 3 次温服。

其他居家养疗法

足浴方 1：取伸筋草、秦艽、钩藤、当归、独活、海桐皮各 9 克，络石藤 10 克，红花 6 克，乳香、没药各 9 克。将以上药材加适量水煎煮取汁，待温热时浸泡双脚即可。每天 1 次，每次半小时。

足浴方 2：取透骨草 500 克，然后与白酒少许共炒至微黄，加水煎煮 6 ~ 8 小时，再与 45% 的酒精配成酊剂，每次用 50 毫升淋洗伤口，然后加热水浸泡双脚 10 分钟，每天 2 ~ 3 次。

生活调养小提示

1. 骨折后应抬高患肢以促进血液循环，防止患处过度肿胀。

2. 骨折病人应多吃与骨折修复关系密切的含钙、维生素 D 的食物。

骨质疏松得小心，
怀杞甲鱼汤有效防骨折

　　一说骨质疏松，人们大都认为那是老年人才会患上的病。其实并不然，现在许多人工作都是在室内，很少有活动和锻炼的机会，晒太阳的时间也比较少，甚至有的人一天都见不着太阳，再加上生活作息不规律等不良习惯，让骨质疏松不再是老年人的"专利"，年轻人罹患此病的也不在少数。骨质疏松是由于钙的大量流失，使得骨骼变薄、变脆，极易发生骨折的一种常见并且较严重的骨骼病变。几乎所有的老年人都会出现不同程度的骨质疏松。最常见的症状是疼痛，尤以腰背疼痛最为明显，可由腰向臀部和下肢放散，亦可由背部向肋骨和腹部放散。患者继而会出现身高变矮、驼背、骨折以及胸闷、气短、呼吸困难等一系列的症状，其中骨折是骨质疏松最常见的并发症。

　　骨质疏松属中医"骨痹""骨枯""虚劳"的范畴。中医认为骨质疏松的发生多是由于饮食不节，损伤脾胃，致使脾胃功能衰弱，不能荣养筋脉骨骸；抑或是由于年老肾亏，气血不足；或者是因寒湿之邪侵袭，使气血凝滞，脉络不通，筋骨失养所导致的。因此根据发病机制通常可分为以下三种类型。

　　瘀血阻络型　主要表现为骨关节疼痛，痛有定处，痛处拒按，筋肉挛痛，易骨折，多有久病及外伤史。在治疗上宜活血化瘀。

　　脾肾两虚型　主要表现为腰酸腿痛，肢体倦怠无力，畏寒怕冷，常伴有水肿，食欲不振，腹胀等症状。在治疗上宜补肾健脾为主。

　　肝肾亏虚型　主要表现为腰膝疼痛无力，不能久站，常伴有足跟疼痛，自发性骨折，眩晕耳鸣，五心烦热，口干舌燥等症状。治疗上宜补肾益阴、强身壮骨。

怀杞甲鱼汤

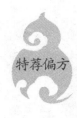
特荐偏方

用料 怀山药 15 克，枸杞 10 克，甲鱼 1 只，姜、盐、料酒各少许。

做法 先将甲鱼放入热水中宰杀，剖开洗净，去肠脏，然后与怀山药、枸杞一起放入锅中，大火烧沸后改用小火炖熟，最后放入姜、盐、料酒调味即可。饮汤吃甲鱼。

此方是一款具有养肝补肾、滋阴壮骨功效的养生保健汤，其中的枸杞补肝肾，怀山药益脾补肾，二者同甲鱼并用，其功效尤为显著，适宜于中老年人因肝肾亏虚骨质疏松引起的腰腿疼痛。

怀山药，素有"山中之药""食中之药"之称，不仅具有良好的养生保健作用，而且具有较高的药用价值。在民间，山药是人所皆知的高营养滋补佳品，其含有大量的蛋白质、糖类、B 族维生素、淀粉酶、尿囊素以及碘、钙、铁、磷等微量元素，具有预防脂肪堆积，帮助消化，促进上皮生长、消炎、抑菌，延缓衰老，增强免疫力等养生保健功效。中医认为，山药味甘性平，具有补脾养胃、生津益肺、补肾涩精的功效，主要用于治疗脾虚食少、肾虚遗精、肺虚咳喘等病症。

甲鱼富含蛋白质、盐酸、骨胶原、肽类以及镁、钙、铁、磷等多种人体必需的矿物质，具有促进人体新陈代谢，提高免疫力，增强抗病能力及美容养颜的作用。而甲鱼的药用价值更是不容小觑，其从头到尾，从外至内，浑身上下都是入药的宝。中医认为，甲鱼肉性平味甘，具有滋阴清热、补虚养肾、补血养肝等功效，对于肝肾阴虚、虚劳盗汗、腰酸腿疼、妇女闭经等病症有显著的疗效。甲鱼虽好，但并不适宜所有人食用，肝炎患者、肠胃功能虚弱以及失眠、孕妇等人不宜食用。

枸杞是历代中医治疗肝血不足、肾阴亏虚所引起的各种病症的常用药材。中医认为枸杞性平味甘，具有滋补肝肾、益精明目的功效，应用于一切因肝肾阴虚所引起的病症，如因肝肾不足、精血亏虚引起的头晕目眩、视力减退、腰膝酸软等。

其他对症小偏方

蟹壳骨碎补：蟹壳 10 克，骨碎补 5 克。将蟹壳与骨碎补分别研成粉末状，然后用开水冲服。每日 1 次。此方具有散瘀止血、强筋健骨的功效，适用于瘀血阻络型骨质疏松症。

杜仲山药粥：鲜山药、糯米各 50 克，杜仲、续断各 10 克。先将续断、杜仲煎煮取汁，然后将山药捣碎，与糯米一起放入药液中，共煮成粥即可。此方具有温补脾肾、强壮筋骨的功效，适用于脾肾两虚型骨质疏松。

其他居家养疗法

1. 患者取俯卧位，按摩者用两手拇指从上至下推揉夹脊穴 2～3 次；再用食指推肝俞、脾俞、肾俞各 2 分钟；横擦腰骶部 3 分钟；用滚法沿膀胱经从背至足部 5 分钟，拿捏双侧小腿 3～5 次；最后用拇指按揉涌泉穴 50 次。

2. 患者取仰卧位，按摩者首先按揉神阙、中脘两穴各 50 次；用食指推揉气海、丹田、关元、天枢四穴共 2 分钟；最后再按揉足三里、阴陵泉、三阴交、内关穴各 10 次左右。

3. 患者取坐位，按摩者先用手指按揉百会、四神聪各 1 分钟；再从前发际至后发际五指梳头 5 次，点按头维、神庭、临泣、玉枕、风府、风池各 3 次；最后用虚掌拍打背部督脉 3～5 次即可。

生活调养小提示

1. 饮食上多吃含钙丰富的食品，如牛奶、鸡蛋、豆制品、鱼、虾等食物，少吃脂肪高的食物。

2. 要多晒太阳，但要注意时间不宜过长，避免强光直射。

3. 可适当多做运动，如慢跑、瑜珈、太极拳，有利于增加骨密度。

4. 应当养成良好的生活习惯，并保持良好的心情。

踝关节扭伤处理要得当，仙人掌汁散瘀消肿是妙方

踝关节扭伤就是我们平常所说的崴了脚，经常会发生在我们身边，比如穿高跟鞋或者行走时踏入凹陷的地方，体育锻炼活动中都极易造成踝关节扭伤。这个时候踝跖处于屈位，如果突然向外或向内翻，外侧或内侧副韧带就会受到强大的张力作用，致使踝关节的稳定性失去平衡与协调，而发生踝关节扭伤。踝关节扭伤为骨伤科常见多发病，在关节及韧带损伤中发病率是最高的。常见的症状有踝部肿胀，疼痛明显，脚不能着地，伤处有明显压痛，局部皮下瘀血，行走困难。踝关节扭伤如果治疗不及时或不彻底，在日后的活动中会反复出现扭伤，以致影响踝关节功能。

中医认为，踝关节扭伤是由于外伤等因素，使踝部的经脉受损，气血运行不畅，经络不通，气滞血瘀而导致的。因此在治疗上应以活血化瘀、消肿止痛、舒筋活络为原则。

仙人掌汁

特荐偏方

用料 鲜仙人掌适量。

做法 先将仙人掌上的刺拔掉并洗净，然后放入碗中将其捣碎，敷于患处，用干净的纱布包扎并固定，每日涂抹2次。

仙人掌是我们非常熟悉的植物了，很多人家里的阳台上就养着仙人掌供观赏或者用于净化空气，美化环境。因仙人掌具有耐干旱、耐炎热、生命力顽强的特点，常生长于沙漠等干燥的环境中，故被人们称为"沙漠英雄花"。中医认为，仙人掌性寒味苦，具有行气活血、清热解毒的功效，经常用于治疗痢疾、心胃气痛、咳血、痔疮出血、咽喉疼痛、跌

打损伤、烧烫伤、蛇咬伤等症状。现代研究发现，仙人掌中含有丰富的矿物质、蛋白质、纤维素、钙、铁、磷以及维生素 C、B 族维生素等有益于人体的营养物质，可以起到降糖降脂降压，提高人体免疫力的作用，对糖尿病、支气管炎等病症有一定的辅助治疗作用。需要注意的是仙人掌的刺中含有毒素，皮肤被刺后，容易引起皮肤红肿、疼痛、瘙痒等过敏症状，所以在使用时一定要小心将其拔出。

 ## 其他对症小偏方

杏仁蝉蜕末：杏仁 5 克，蝉蜕 1 克，红花 1 克，栀子 1 克。把以上药材混在一起，研成细末，将细末敷到患处，用纱布固定。每 2 日 1 次，连续敷 5 次。此方具有活血化瘀、止痛消肿的功效，主要用于跌打损伤造成的肿痛。

螃蟹泥：生螃蟹 250 克，黄酒 25 毫升。先将螃蟹洗净，蒸熟，然后捣烂成泥状；黄酒加热后冲服 150 克螃蟹泥，然后将剩下的螃蟹渣敷于患处即可。此方具有活血化瘀、舒筋通络的功效，主要用于骨折及跌打损伤。

其他居家养疗法

先轻轻拍打小腿使肌肉充分放松后，用指尖按揉跗阳、昆仑、金门、商丘、太溪、解溪等穴位，然后一手握踝关节部位，另一手握脚趾部位，缓慢地活动踝关节，由外向内、由内向外各活动 10 次。

生活调养小提示

1. 踝关节扭伤后要注意损伤部位的防寒保暖工作。

2. 在饮食上以清淡为主，多吃蔬菜、蛋类、豆制品、水果等。

3. 忌吃酸辣、燥热、油腻，尤其不要过早地进食肥腻滋补的食品。否则可能导致淤血积滞难以消散，使骨痂生长迟缓，影响日后关节的恢复。

足跟疼痛经常有，
不妨试试红花活络酒

我们都会有这样感觉，每当走路时间长了或者站立时间久了，就会出现脚跟疼的现象。一般情况下，这种脚跟痛是很正常的。但是，有很多时候我们会发现脚跟会持续反复疼痛，甚至给行动带来不便。足跟痛是一种常见病，是指足跟一侧或两侧或脚底部酸胀或针刺样痛，不红不肿，主要以足跟部、麻木疼痛、局部压痛、行走困难为主要症状。足跟疼痛大多是由于足跟的骨质、关节、滑囊、筋膜等处病变引起的疾病，比如足跟骨刺、足底跖腱膜炎、足底脂肪垫萎缩等疾病，都可引起足跟疼痛。此病发病年龄一般在 50 岁以上，而且女性多于男性。

足跟痛属于中医学"骨痹"范畴。中医认为，足跟是肾经所经过之处，此处疼痛，乃肾气亏损、肝失所养、感受寒邪所致。所以，治疗足跟痛，常选择一些祛风除湿、温经散寒、软坚消肿、活血镇痛的中药浸泡或者外敷足部，可起到非常明显的效果。此病可分为以下三种类型。

气滞血瘀型 主要表现为痛有定处，疼痛拒按，行走受限。

肝肾亏虚型 主要表现为站立或行走时足跟部酸痛、隐痛、乏力，疼痛喜按，触之痛减。

寒凝血瘀型 主要表现为疼痛拒按，喜热怕凉。

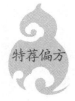

特荐偏方

红花活络酒

用料 紫草、赤芍、当归各 9 克，红花 15 克，白酒 500 毫升。

做法 先将以上所有的药材放入白酒里浸泡，密封放置 7 天，去渣留药酒。用药酒按摩足跟部，每天 1 次。

仙红花别名刺红花，是一味常用的活血化瘀药。中医认为，红花性温味辛，具有活血通络、祛瘀止痛的功效，入药常用于治疗闭经痛经，恶露不止，瘀血作痛、跌打损伤以及慢性肌肉劳损，扭伤所致的红肿。

赤芍，中医认为其味苦性微寒，具有清热凉血、散瘀止痛的功效，常用于治疗妇女闭经痛经，腹痛胁痛，目赤肿痛，跌打损伤。

紫草，别名山紫草，中医认为其性寒味苦，具有凉血活血、清热解毒的功效，主要用于治疗温热斑疹，湿热黄疸病，紫癜，烧伤等病症。

当归以其根入药，是最常用的中药之一。中医认为，当归性温味甘辛，具有补血活血、调经止痛、润燥滑肠的功效，主要用于治疗因血虚引起的各种病症，如月经不调，虚寒腹痛，肌肤麻木，跌打损伤等。

综上来看，四味中药材都是活血化瘀药，配伍泡酒使用，更能发挥其作用，对气滞血瘀引起的足跟痛有很显著的疗效。

其他对症小偏方

生姜陈醋：生姜 50 克，陈醋 50 毫升。生姜洗净捣成末，加陈醋，调成糊状，敷于痛处，再用纱布包扎固定，每天 1 次。此方具有宣通经络、散寒祛风的功效，主要用于寒凝血瘀型足跟痛。

苏木杜仲汤：苏木、杜仲、续断、骨碎补、川芎各 30 克。将以上药材用清水浸泡 20 分钟后，加适量清水用小火煮沸后，先热敷，再泡脚。每次 15 分钟，每日早晚各 1 次，1 剂药可用 3 日。此泡脚方具有行血活血、通络止痛的功效，对肝肾亏虚型足跟痛有较好的疗效。

其他居家养疗法

取穴昆仑、太溪穴。早晨用按揉法，每穴 5 分钟。晚上用按压法，用拇指尖端按在穴位上，一按一抬，每穴 5 分钟。每天早晚各 1 次。

风湿性关节炎疼痛难忍，
生姜白芥子泥来缓解

风湿性关节炎是一种常见的急性或慢性结缔组织炎症。多以关节处红肿、热痛、功能障碍以及关节畸形为主要表现，属于自身免疫炎性疾病。目前对此病的病因尚未明了，现代医学认为与感染、过敏、内分泌失调、家族遗传、免疫反应等有关。本病可发生在任何年龄段，尤以20岁到50岁之间较多，且女性多于男性。在患病初期，会有疲倦无力、不思饮食、体重减轻、手足麻木刺痛等先驱征兆，数月后可出现关节肿大，并呈游走性，也就是一个关节炎症消退后，另一个关节接着发炎，受累的关节多为膝关节、踝关节、肩关节、肘腕关节等大的关节，有红肿热痛现象，症状不典型的患者仅有关节疼痛而没有其他炎症表现。急性炎症一般于2～4周消退，不留后遗症，但是此病具有反复发作性。

中医称此病为"痹症"，认为多是由于肝肾不足或劳累过度，耗损正气，导致身体正气亏虚，外邪乘虚入侵，再加上复感风寒湿热，气血痹阻不畅，或者是由于风、寒、湿、热之邪留滞筋骨关节当中，久而久之损伤肝肾阴血，筋骨失养，因此会出现关节肿痛、僵硬、屈伸不利、活动障碍、拘挛等症状。根据病因的不同，中医将风湿性关节炎分为风寒湿痹、风湿热痹、气血不足、肝肾两虚、痰瘀痹阻五种类型。

风寒湿痹 多表现为肢体关节酸楚疼痛。若是偏于风胜者，疼痛多呈游走性，伴有怕风发热；若是偏于寒胜者，疼痛剧烈，疼痛固定不移，遇寒加剧，遇热减轻，伸屈时疼痛更甚，关节处凉冷；若是偏于湿胜者，关节酸痛，多伴有关节肿胀，肌肤麻木，阴雨天加重，喜按揉等症状。此型在治疗上以祛风散寒、温经通脉、利湿除痹为原则。

风湿热痹 主要症状为发病急骤，关节疼痛呈游走性，红肿热痛，痛不可触，一般是白天轻、夜间重，遇冷稍舒，遇热加剧。此型在治疗上以清热通络、祛风利湿为原则。

气血不足 主要表现为关节隐隐疼痛，经久不愈，面色淡白，神疲乏力等症状。此型在治疗上以益气养血、除痹通络为原则。

肝肾两虚 主要症状为关节疼痛，日久不愈，腰膝酸软，麻木不仁，阴雨天更痛。在治疗上以滋补肝肾、舒筋通络为原则。

痰瘀痹阻 主要症状为关节疼痛时间较长，疼痛固定不动，关节肿大，僵硬且变形，筋脉拘挛，肘膝拘紧，面色黑里带黄等。此型在治疗上以化痰行瘀、除痹通络为主。

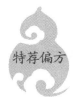

生姜白芥子泥

特荐偏方

用料 生姜、白芥子各适量。

做法 将生姜和白芥子一起捣烂成泥状，敷于患处，用纱布包扎好，每日更换1次。此方具有化痰利气、通络止痛的功效，适用于痰瘀痹阻型风湿性关节炎。

生姜味辛性温，具有祛痰下气、祛风解表、止呕利尿等多种功效。现代研究发现，生姜具有杀菌解毒、开胃健脾、醒酒、祛斑、缓解关节疼痛等作用，常被用于治疗麻疹、慢性肠炎、风湿症、痛风等病症的药方中。

中医认为，白芥子性温味辛辣，具有温肺豁痰利气、散结通络止痛的功效，主要用于治疗咳喘痰多，肢体麻木，关节肿痛，湿痰流注等病症。白芥子作为药用时既可以煎汁内服，也可以捣烂外敷，所起的作用是相同的。需注意的是，患有肺虚咳嗽、阴虚火旺的人应忌服。

其他对症小偏方

桑枝薏仁粥：桑枝30克，薏仁60克，赤小豆60克。把全部用料洗净，一起放入锅中，加适量清水，用小火煮1～2小时即可。此方具有清热利湿、宣通经络的功效。适用于风湿性关节炎属于风湿热痹阻者。

黄芪桂枝五加皮汤：五加皮 10 克，生黄芪 60 克，桂枝 9 克，当归 12 克。黄芪、当归、桂枝、五加皮洗净，一起放入锅内，加适量清水，小火煮约 1 小时即可。此方具有补气活血、祛风逐寒的功效。适用于风湿性关节炎、类风湿性关节炎、膝关节痛等属于气血不足、风寒痹阻者。

桑葚桑枝酒：新鲜桑葚 500 克，新鲜桑枝 1000 克，红糖 500 克，白酒 1000 毫升。先将桑枝洗净切成段，然后与桑葚、红糖放入酒中浸泡，1 个月后即可服用。每天 1～2 次，每次 20～30 毫升。此方具有补肝肾、利血脉、祛风湿的功效，适用于风湿性关节炎属肝肾两虚者。

其他居家养疗法

上肢风湿性关节炎：首先刮手阳明大肠经，由曲池穴沿前臂后外侧，经手三里、阳溪、合谷、二间等穴位，刮至食指端的商阳穴处；其次刮手少阳三焦经，由天井穴沿前臂后侧向下经支沟、外关、阳池等穴位，刮至指端；再次刮手厥阴心包经，由曲泽穴沿前臂前侧经内关、大陵、劳宫等穴位，刮至中指指端的中冲穴；最后沿着病变关节呈离心方向刮。

下肢风湿性关节炎：首先刮足阳明胃经，由梁丘穴沿下肢外侧向下经犊鼻、足三里、条口、解溪等穴位，顺着脚背刮至内庭穴处；其次刮足太阳膀胱经，由委中穴沿下肢的后侧正中向下经承山、昆仑等穴位，刮至小趾端；再次刮足三阴经，由阴陵泉、曲泉穴沿小腿内侧经地机、三阴交、太溪等穴位刮至隐白穴；最后沿病变关节呈离心方向刮。

生活调养小提示

患者要避免长时间待在阴暗、潮湿的环境里；注意保暖，防止受寒，尤其是在冬春季节，穿着不要过于单薄；加强体育锻炼，促进血液循环，防治关节炎；饮食上要控制高脂肪的摄入。

第五章

面子问题无小事，偏方虽小管大用

　　皮肤作为人体面积最大的器官，几乎覆盖了全身，其附在肌肉外面，保护着体内各种组织和器官免受外界的侵袭和损害，是人体的第一道生理防线。正因如此，人体的很多异常情况首先都会反映在皮肤上，给人们以警示。而皮肤的各种问题，不仅给身体带来伤害，同时也给人们带来很多"面子"上的困扰，因此积极地治疗各种皮肤疾病也成为迫不及待的事情了。

　　本章介绍了日常生活中人们非常熟悉的，也是很容易发生在自己身上的皮肤疾病，比如青春痘、雀斑、白发、脱发、冻疮等，并分别推荐了对症偏方，让患者轻松将"面子"问题解决掉。

头发脱落不要怕，
醋泡黑豆让你美秀发

脱发是每个人都会遇到的问题，尤其是在精神压力大、不良的生活习惯、不良饮食、养护不当或者生病期间，原本不怎么脱发的人也会有这样的现象。在正常情况下，头发每天脱落数量在 50～100 根，这属于生理性的脱发，大可不必惊慌。但是如果超出这个范围，出现头发异常或过度的脱落，就属于病理性脱发了。脱发主要表现为头发油腻，或者焦枯发蓬，缺乏光泽，有淡黄色鳞屑，自觉有瘙痒症状。

头发的好坏和肝肾功能最为密切。中医认为肾为先天之本，头发则是由血液充养，肾藏精，肝藏血，精血同源相互转化，两者缺一不可，若肝肾两虚，气血不足，全身的血液循环就会出现问题，无力将营养物质输送到人体直立的最高处——头顶，头上毛囊得不到滋养，就会渐渐萎缩，引起脱发。脱发可以分为以下五种类型，在治疗上也应对症治疗。

心血虚损型 主要表现为头发突然成圆形或椭圆形片状脱落，患处皮肤光亮，严重者头发及眉毛均脱光，常伴有心悸，气短，神疲自汗，动则尤甚，面色苍白。在治疗上以养血安神为主。

肝血不足型 主要表现为头部突然出现铜钱大小的脱发，斑秃处皮肤光滑，常伴有面色不华，眩晕耳鸣，眼睛干涩，视物不清或夜盲，肢体麻木，手足抖动等症状。在治疗上以补肝养血为原则。

肝气郁结型 主要表现为头发稀少脱落，精神抑郁，胸胁胀痛，痛势走窜，咽部有异物感（中医称为梅核气），月经不调等症状。治疗上以疏肝解郁为主。

肾阴虚弱型 主要表现为头发脱落，牙齿松动，形体消瘦，面色憔悴，腰膝酸软，足跟疼痛，头晕目眩，耳鸣耳聋，遗精盗汗，或性欲亢进，五心烦热等症状。治疗上以滋养肾阴为主。

气滞血瘀型 主要表现为成片脱发，常伴有面色晦暗，口干咽燥，胁腹隐痛，烦躁易怒，失眠健忘，肌肤欠润，大便不畅，女子月经经色暗血块等症状。在治疗上以活血化瘀为主。

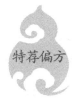

醋泡黑豆

特荐偏方

用料 黑豆、陈醋各适量。

做法 先将黑豆洗净晾干后放入炒锅中，中火干炒，当炒至闻到豆香味儿，并听到啪啪的声音，且皮都爆开后，转小火再炒5分钟，然后把黑豆盛入容器中；待凉凉后，倒入陈醋没过豆子，待黑豆把所有的醋都吸收了，拌匀即可食用。

醋泡黑豆在我国古代的许多书籍中都有记载，是中医治疗肾虚的经验方。除了中医古方中的记载之外，醋泡黑豆在我国民间也是口口相传，是一种广泛流行的偏方，也是人们经常用于养生的方法之一。

黑豆又名乌豆，是我国传统的养生食品，民间流传有"要想长寿，常吃黑豆"的谚语，根据"豆乃肾之谷""黑色入肾"等中医理论，常吃黑豆，对补肾虚有非常好的效果。同时中医认为黑豆味甘性平，具有补肾益阴、健脾利湿、解毒的功效，常用于治疗肾虚阴亏、阴虚盗汗、脱发白发、痈肿疮毒等病症，所以用到黑豆的民间验方非常之多。此外，黑豆营养丰富，富含蛋白质、脂肪、维生素以及多种微量元素等营养成分，有降低胆固醇、排毒养颜、抗衰老、改善贫血等保健功效。

因黑豆具有美容减肥、补肾乌发的功效，而陈醋能够有效的促进黑豆中各种营养成分的释放，更有利于人体的吸收和摄取，因此陈醋和黑豆一起食用能够最大发挥其功效，对于改善肾阴虚引起的脱发有很好的疗效，同时还能有效改善高血压、高脂血症、腰酸腿疼、须发早白等病症。虽然醋泡黑豆有很多养生保健的功效，但是一次不要吃太多，吃3～5颗就可以了，不过要坚持食用才有效。

其他对症小偏方

当归黑芝麻：当归 250 克，黑芝麻 250 克，红糖 50 克。先将当归洗净，然后与黑芝麻一起放入锅中，用小火炒熟，取出磨成粉末，再放入红糖拌匀食用。每日 3 次，每次 6 克，饭后服用，2 个月为 1 个疗程。此方具有滋阴补血、养肝益肾的功效，适用于肝血不足导致的脱发。

黄芪首乌煮鸡蛋：制何首乌 3 克，黄芪 20 克，鸡蛋 1 个。将何首乌、黄芪洗净，放入锅中，加适量清水煎煮取汁，然后将鸡蛋放进汁液中，煮至蛋熟后，破去蛋壳，喝汤吃蛋，每日 1 次。此方具有补益气血的功效，适用于肾阴虚引起的脱发、须发早白等症状。

玫瑰红花合欢茶：玫瑰花 10 克，红花 10 克，合欢花 15 克。将以上三种花一起放入杯中，用沸水冲泡，代茶饮即可。此方具有疏肝理气、活血化瘀的功效，适用于气滞血瘀或肝气郁结引起的脱发。

龙眼人参炖瘦肉：龙眼肉 20 克，人参 6 克，枸杞 15 克，瘦猪肉 150 克。先将猪肉洗净切块，龙眼肉、枸杞洗净，人参浸润后切薄片，然后一起放入锅内，加适量清水，以小火炖至肉熟即可食用。此方具有养血、生发的功效，尤其适于妇女产后心血亏虚脱发。

其他居家养疗法

点揉太阳穴：以中指指端点太阳穴，由轻至重后轻，旋转揉动 5 次，动作持续，着力深透。此法可祛散风寒，解除头脑紧张感，以缓解头部血液循环障碍。

按压百会穴：以拇指指腹作用于百会穴，力度适中，以不觉晕为宜，用力时不是用指力，而是呼气、沉肩、肩发力于臂而贯于指下，可通畅百脉，调和气血，扩张局部血管，从而改善局部血液循环。

点揉风府穴：以拇指指端沿顺时针点揉旋转 5 次，力度适中，在点和揉时应向上用力，以患者觉酸胀、不感觉疼痛为准。

白发不用愁，
芝麻何首乌有奇效

　　白发就是指头发全部或部分变白，是随着人年纪的增大而产生的自然现象。但是有些人年纪轻轻，发间就会隐隐约约地出现白头发。所以说白发现象已经不仅仅是年龄的象征了，而是社会中越来越普遍的现象了。白发一般分为少白头和老年性白发，对于老年人来说，白发是由于黑色素颗粒的减少使头发中的色素消失所致。但对于年轻人来说多是由于遗传因素、精神因素、营养状况不好、用脑过度等引起的。

　　中医学认为，白发的发病原因主要有以下两个方面：

　　精虚血亏 多是由于肾精不足，不能化生阴血，致使阴血亏虚，导致毛发失其濡养，因此产生白发。此类型白发多见于中年人，主要表现为白发数量从少逐渐增多，甚至头发全部变白，常伴有头晕眼花、耳鸣耳聋、精神倦怠等症状。在治疗上应以补肾益精为原则。

　　血热偏盛 多是由于思虑过度，劳伤心血，致使血虚生热，发根失养，出现白发。此类型白发常见于青少年，主要表现为白发多呈花白，黑白相杂，逐渐增多，常伴有搔痒、白屑多等症状。在治疗上应以滋阴凉血为主。

芝麻首乌糊

特荐偏方

用料 制何首乌 30 克，黑芝麻 100 克，红糖 30 克。

做法 先将制何首乌烘干，研成粉末；黑芝麻炒熟压碎；然后将锅放在中火上，倒入首乌粉加适量清水煮沸后，加入芝麻粉、红糖熬成糊状即可。早晚各冲服 1 次，每次 10 克，10 天服完。

此方具有乌发补肾的功效，主要用于中年男女精虚血热白发症。

何首乌是一种价值很高的中药材。《本草纲目》中记载"此物气温味苦涩，苦补肾，温补肝，能收敛精气，所以能养血益肝，固精益肾，健筋骨，乌发，为滋补良药，不寒不燥，功在地黄、天门冬诸药之上。"由此可见，何首乌是用于补益精血、乌发黑发的特效中药。现代研究认为，何首乌富含磷脂类、不饱和脂肪酸以及人体必须的氨基酸、多糖、蛋白质、微量元素等成分，能够促进神经细胞的生长，对神经衰弱及其他神经系统疾病有治疗作用，并可调节胆固醇，降低血糖，提高肝细胞转化和代谢的能力，防止动脉粥样硬化。

黑芝麻因其含有优质的蛋白质和丰富的矿物质、不饱和脂肪酸以及维生素 E、芝麻素和黑色素，具有非常高的药用和营养价值。而其中所含的黑色素更是能使白发重新变得乌黑亮丽。中医认为，黑芝麻性平味甘，具有补肝肾、滋五脏、益精血、润肠燥的保健功效，历来被视为滋补佳品，特别适宜于肝肾不足所致的头晕眼花、视物模糊、腰酸腿软、耳鸣耳聋、发枯脱落、头发早白的人食用。

其他对症小偏方

柏叶首乌骨芷汤：侧柏叶 120 克，制何首乌 60 克，地骨皮 60 克，白芷 60 克，生姜适量。将前四味药材一起研成细末，每次取 15 克和生姜 10 片，水煎至五成热时，去渣留用，每晚临睡前用来洗头。此方具有清热凉血、补血黑发的功效，适用于血热偏盛型白发。

生活调养小提示

1. 要保持乐观的态度和愉悦的心情，有助于头发乌黑润泽。

2. 要加强营养以维持正常色素的供应，使头发保持乌黑。

3. 要经常按摩头皮，可以在每天早晨起床后和临睡前用食指和中指在头皮上画圈并揉搓头皮。这样可以使血液加速循环，增加毛孔营养。

面部皱纹甚显老，
银耳樱桃羹美白祛皱都管用

　　生活当中有很多女性在不经意间，发现皱纹不知不觉地爬上眼角眉梢，心里就会恐慌，开始采取各种各样的方法来祛皱。出现皱纹是人体功能开始衰退的标志，一般来说，如果不注意保养或者过于操劳，女性在 28 岁之后就会出现面部皱纹，这些面部皱纹不仅容易暴露自己的年龄，有的看上去比真实年龄还要老。衰老是人体发展的自然现象，任何人都逃不过衰老的到来，而衰老最直接的表现就是脸部出现皱纹，这也是许多爱美女士最害怕、最不愿意看到的事情。那么皱纹是怎样形成的呢？通过研究表明，一般人在年过 40 岁后就会在面部的各个部位出现不同程度的皱纹，这是因为当人体开始衰老后，由于皮肤细胞缺少水分、老化、损伤、胶原蛋白含量的急剧下降，导致面颊部肌肉失去弹性并下垂，时间久了就形成为面部皱纹。不论是皱纹、鱼尾纹、细纹等都是因为皮肤表层不均匀的坍陷引起的。当然生活当中很多不良习惯也会导致皱纹的提前出现，如长期睡眠不足、营养不良、过度暴晒、化妆品使用不当等因素。所以，爱美的女性一定要注意保养皮肤！

　　面部皱纹属于中医"摄生""驻颜祛皱""益容""抗老防衰"的范畴。中医认为皮肤衰老以及整个机体衰老的主要原因在于脏腑虚衰、阴阳失调、气血失调。人体的颜面、皮肤直接与外界相通，并通过经络连接着五脏六腑，形成一个完整的体系，当外界的六淫之邪侵袭体表，便会使脏腑功能失调，导致肌肤易衰，故美容除皱不可忽视补益肾精。另外，人的机体是一个气血"流行不止，环周不休"的统一体，气血一旦瘀阻，不仅不能供给脏腑组织器官的营养，还会导致机体发生各种病理变化，从而加速皮肤及整个机体的衰老，因此，除皱还应该注意补益气血。

银耳樱桃羹

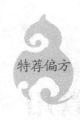
特荐偏方

用料 银耳 50 克，樱桃 30 克，桂花、冰糖各适量。

做法 先将冰糖溶化，加入银耳煮 10 分钟左右，再加入樱桃、桂花煮沸后即可食用。

银耳樱桃羹是由银耳等为主要食材做成的偏方，此羹有补气养血、白嫩肌肤、美容养颜之功效，适用于气血虚弱导致的颜面苍老，皮肤粗糙干皱。经常食用可以使人肌肉丰满，皮肤嫩白光润，容颜焕发，唇似樱桃。因此，面部出现小皱纹的可以用其来祛皱，没有皱纹的可以用其来防皱。

偏方中的银耳又叫作白木耳，有"菌中之冠"的美称。不仅是一味滋阴的良药，也是我们生活中经常食用的一种非常高级的滋养补品。这是因为银耳的营养成分相当丰富，含有蛋白质、脂肪和多种氨基酸、矿物质及肝糖，更重要的是银耳中含有丰富的天然植物性胶质，再配合其滋阴的作用，经常食用可以起到润滑肌肤，祛除脸部黄褐斑，雀斑及细纹的功效。中医认为，银耳味甘淡性平，具有补脾开胃、益气清肠、滋阴润肺，嫩肤美容的作用，对于阴虚咳嗽、高血压、便秘、血管硬化等具有治疗和缓解作用，因此以上病症患者也可经常食用。

樱桃，因其味道酸甜，是很多女性朋友非常喜爱的水果之一。樱桃的营养也很丰富，含有维生素 A、维生素 C 以及钙、铁、磷等矿物质，其中含铁量和维生素 A 更是水果之冠，所以经常食用樱桃可促进血红蛋白再生，既可防治缺铁性贫血，又可增强体质，健脑益智。中医认为，樱桃性微温味甘酸，具有调中益气、健脾和胃、滋补肝肾、养血美肤、生津止渴等功效。凡是脾胃虚弱、血虚、肝肾不足的人都可以经常食用。另外，常食樱桃还可以起到美白肌肤的作用。不过在食用樱桃时一定不要多吃，因为樱桃含铁量很高，若吃得过多可能会引起铁中毒；而且樱桃性温，有热性病及虚热咳嗽者也要忌食。

其他对症小偏方

灵芝鹌鹑蛋汤：鹌鹑蛋 12 颗，灵芝 60 克，红枣 12 颗，白糖适量。先将灵芝洗净，切成细块；红枣去核洗净；鹌鹑蛋煮熟，去壳。然后把全部用料放入锅中，加清水适量，大火煮沸后，改用小火煲至灵芝出味，加入白糖，再煲沸即成。此方具有补血益精、悦色减皱的功效。

枸杞酒：干枸杞 250 克，葡萄酒 500 毫升。将枸杞放入小瓶子内，倒入葡萄酒后密封，每天摇 1 次，7 日后即可饮用。每日晚餐或临睡前随时饮用。此方具有补虚损、益面色、防皱纹的功效。

 其他居家养疗法

选取穴位：①去除额头纹选头维、阳白、头临泣、印堂穴；②去除鱼尾纹选太阳、丝竹空、角孙穴；③去除鼻唇纹选迎香、四白、下关穴；④去除颈纹选风池、翳风、扶突。

生活调养小提示

1. 在饮食上多吃富含胶原蛋白的食物，比如鱼类、鸡皮、鱼子酱、牡蛎、木耳、蘑菇等，有助于保持肌肤光滑。多吃蒸煮的食物，少吃油炸、煎烤食物。

2. 在护理上可以用一些水果或者蔬菜做成天然面膜，既可以滋润肌肤又有利于去除皱纹，比如丝瓜、黄瓜、西红柿、草莓等。

3. 多喝水，最好每天 8 杯，这样可以由内而外保持皮肤水分充足。

4. 在生活方面，出门要做好防晒措施，戴草帽或者墨镜。

5. 要保证充足的睡眠，避免熬夜，并注意经常侧卧睡姿。

肤色发黄气色差，
阿胶蛋花汤让你拥有好气色

现代的女性由于工作压力大，作息饮食不规律，身体非常容易出现问题，而身体的健康则可以通过面部的肤色表现出来。面部的肤色一旦出现萎黄、暗沉、无光泽，不仅反映身体健康出了问题，而且对自身的美丽也大打折扣，成了名副其实的"黄脸婆"。一般情况下，正常人的面色应该是微黄，略带红润，稍有光泽，而肤色发黄无光泽多是由于色素的沉淀引起的，生活中很多不良习惯是造成肤色发黄的主要根源，比如缺乏休息、营养不良、长时间电脑辐射等因素都可能造成肤色问题。但并不是所有的肤色发黄都是这些因素造成的，有的则可能与肝、脾、肾功能失调有关。因此，肤色发黄的女性一定要根据自身的情况对症调理，这样才能从根本上改善肤色发黄，还原细腻光滑的肌肤。

中医认为，脸色发黄多是由于脾虚或者湿盛引起的，另外还可能与饮食、睡眠、生活习惯等有关。

脾虚引起的面色萎黄，多是脾虚气血运行不畅所致；因此，在调理上宜以健脾化湿为主。

气血不足引起的脸色发黄多是稍微有点发黄或者偏黄，在调理上应以补气养血为主。

阿胶蛋花汤

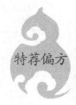

特荐偏方

用料 阿胶 10 克，鸡蛋 1 个，盐少许。

做法 将阿胶捣碎，研成细末，放入锅中，加适量清水，中火加热。待阿胶完全融化后，调入搅打均匀的鸡蛋，边煮沸边搅拌成鸡蛋汤，最后加盐调味即可。每日 2 次，早晚分食。

本偏方具有益气、补血、养颜之功效。适用于气血不足引起的脸色发黄。

阿胶为传统药食两用的滋补上品,补血圣药。中医认为,阿胶性平味甘,具有补血止血、滋阴润燥的功效,主要用于血虚萎黄、眩晕、心悸等病症。现代药理研究发现,阿胶具有加速红细胞、血红蛋白生成和止血作用,还可改善体内钙平衡,促进钙吸收,具有益智健脑、强筋健骨、提高免疫力等作用。而阿胶之所以有美颜的作用,是因为其含有大量的胶原蛋白以及多种氨基酸,这些物质能使细胞皮肤活性化,能使女性补血补气的同时,还可以使脸色红润有弹性,肌肤细嫩有光泽。

鸡蛋具有很高的营养价值,是人们经常食用的食物之一。鸡蛋含有丰富的蛋白质、脂肪、维生素和铁、钙、钾等人体所需要的矿物质,具有健脑益智,改善记忆力,并促进肝细胞再生的作用。中医认为,鸡蛋味甘性平,具有养心安神、补血、滋阴润燥的功效,是老人、儿童、孕产妇及病弱患者理想的滋补佳品。

其他对症小偏方

归芪羊肉粥:羊肉 100 克,当归、白芍、黄芪各 20 克,生姜 5 克,粳米 30 克。先将羊肉切成细丝备用,再把当归、白芍、黄芪、生姜一起放入锅中煎煮取汁去渣,然后放入羊肉和粳米煮粥即可。此方具有温补气血、健脾养颜的功效,适用于脾虚引起的脸色发黄问题。

生活调养小提示

1. 改变不正确的生活习惯,吸烟、熬夜、浓妆不仅会危害身体健康,还会使肌肤变黄变老。

2. 补充维生素 C,可用含维生素 C 的护肤品或吃富含维生素 C 的蔬果。

3. 每周做一次美白面膜,为肌肤及时补水。

4. 外出一定要做好防晒工作,可以擦防晒霜,也可以戴墨镜和防晒帽。

雀斑满脸遮不住，
美颜妙方番茄汁

　　雀斑，俗称雀子斑，是一种浅褐色或黄褐色的小斑点，如米粒大小，很像麻雀蛋壳上的斑点，故名雀斑。常出现于前额、鼻梁和脸颊、眼眶等处，偶尔也会出现于颈部、肩部、手背等处。本病多与遗传、内分泌系统失调、日晒等因素有关。

　　中医认为，雀斑多是由于火郁积在细小脉络的血液中，外加感受风邪的侵袭，风火之邪相结而引起；也可因先天禀赋不足，肾水不能荣华于面部，浮火结滞而形成。中医将其分为以下两种类型。

　　火热郁结型 主要表现为雀斑为米粒大小的浅褐色斑点，多见于面部、四肢等暴露部位，夏季或日晒后加剧。治疗上应以凉血活血、祛风散火为主。

　　肾水不足型 主要表现为自幼发病，雀斑以鼻部为中心，对称分布于面部，呈棕褐色，表面光滑，互不融合。此型多有家族史。治疗上应以滋阴补肾为主。

番茄汁

特荐偏方

用料 番茄1个，蜂蜜少许。

做法 把番茄洗净，用热水烫后去皮。再用纱布包好用手挤压出汁倒入杯中，再加入蜂蜜调匀，即可饮用。

　　此方具有清热生津、养阴凉血的功效，适用于雀斑属火热郁结者饮用。每到夏日，烈日炎炎，许多爱美的女性朋友就会担心被太阳晒过的脸上会出现一些淡淡的小雀斑，所以为了预防雀斑的发生，出门前以及回家后就要进行一些防晒的护理措施了。番茄汁就是一个很不错的选择哦！

番茄汁是一道好喝的饮品，其主要食材是番茄和蜂蜜。其中的番茄既是一种水果，又是一种蔬菜，既可以生吃，又可以做菜吃，而且含丰富的胡萝卜素、B族维生素和维生素C，更被誉为"维生素C的仓库"。番茄中的有效成分可抑制皮肤内酪氨酸酶的活性，有效减少黑色素的形成，从而使皮肤白嫩，黑斑消退。而且番茄中所含的番茄红素，有很强的抗氧化能力，对抗衰老、滋润皮肤有很明显的效果。中医认为，番茄味甘酸，性微凉，具有止血、利尿、健胃消食、生津止渴、清热解毒、凉血平肝的功效，可用于口渴、食欲不振等症。

中医认为，蜂蜜味甘性平，具有滋阴润燥、补虚润肺、解毒调和的作用，常用于肺燥咳嗽、身体虚弱、肠燥便秘、口疮、水火烫伤、胃脘疼痛等症。而且常吃还可以有效预防贫血，提高人体免疫力，防治多种疾病。

如果说番茄是富含维生素C的果蔬佳品，那么蜂蜜则是富含维生素E的佼佼者，二者的美容功效更是人尽皆知的。所以，对于有雀斑的女士，不妨试着每天喝一杯番茄汁吧。

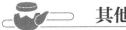 **其他对症小偏方**

茯苓山药汤：熟地15克，山茱萸、炒丹皮、炙甘草各10克，茯苓12克，山药30克。将以上药材用清水浸泡1小时，然后煎煮20～30分钟后，去渣取汁，每日1剂，分2次服用。此方适用于因肾水不足型雀斑。

生活调养小提示

1. 要避免长时间的阳光和紫外线照射。

2. 要改掉生活中的不良习惯，如吸烟、喝酒、熬夜等。

3. 在饮食方面应多吃水果及蔬菜，如番茄、黄瓜、柠檬等，而且要多喝水，避免刺激性食物，以免加速皮肤老化，加重雀斑。

淡化老年斑，
可用山楂蛋清来敷脸

　　随着年龄的增长，每个人都会慢慢地步入老年，因机体的衰老，新陈代谢变慢了，血液也会淤积，久而久之，皮肤表面就会形成老年斑，影响美观。老年斑是"老年性色素斑"的全称，医学上又称为脂溢性角化，是指在老年人皮肤上出现的褐色斑块，多数呈圆形、椭圆形或不规则形，界线清楚，小的仅几毫米，大的在 1 厘米以上。多出现在面部、额头、背部、颈部、胸前等，有时候也出现在上肢等部位。老年斑通常在 40 岁之后开始出现，年龄越大，斑也会越多，所以人们又称其为"寿斑"。

　　中医认为，老年斑是由于年老后气虚血瘀，不能上荣于面部所形成的。在治疗上宜以益气养血、活血化瘀为原则。

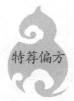

特荐偏方

山楂蛋清面膜

用料 山楂 10 克，鸡蛋 1 个。

做法 先将山楂去核后捣碎，鸡蛋打碎，将蛋清分离出来，然后与山楂调成糊状备用；用温水将脸洗干净并擦干，将蛋清山楂糊薄薄地敷于面部，1 小时后用清水洗净即可，每天早晚各敷 1 次，1 个月为 1 个疗程。

　　提到自制面膜，很多人都认为这是很多年轻女孩子的习惯，也知道牛奶和蜂蜜是做面膜经常用到的材料。其实，自己做面膜不仅是年轻人的习惯，也可以是老年人的爱好，而且除了牛奶和蜂蜜之外，用蛋清敷面膜的效果同样好。

　　蛋清中含有丰富的蛋白质、蛋氨酸及维生素、磷、铁、钾、镁、钠等多种营养成分，其中所含的多种氨基酸，有滋润皮肤的作用，不仅可以使皮肤白皙细嫩，还有助于淡化皮肤色斑，延缓衰老和增强皮肤免疫功能，是女性朋友护肤美容之妙品。中医认为，蛋清性微寒味甘，具有润肺利咽、清热解毒的功效，可用于辅助治疗咽喉疼痛、眼睛赤痛、等病症。

山楂味酸甘性微温，具有消食健胃、行气散瘀的功效，因此常被作为健脾开胃、消食化滞、活血化瘀的良药。现代医学研究表明，山楂的主要成分为黄酮类及有机酸类化合物，能有效降低血清胆固醇，清除局部瘀滞，有降血脂、降血压、强心、抗心律不齐等作用。

偏方中，蛋清和山楂调和后敷面，既可调畅面部气血，又能润肤消斑，故对老年斑有较好的疗效。不过，在调制面膜的时候，面膜糊要稍微稠一些，并在敷面的同时可轻轻地按摩面部，以助药力渗透，加强活血的作用。

其他对症小偏方

猕猴桃面膜：猕猴桃 1 个，蜂蜜、面粉各适量。将猕猴桃去皮，放入碗中捣碎，然后加入蜂蜜和面粉调成糊状，放入冰箱，冷藏 20 分钟后取出敷面。敷面 15 ~ 20 分钟后用清水洗净即可。猕猴桃生食或去皮后和蜂蜜煎汤服用，还具有滋阴补虚、活血消肿的作用，可以有效预防黑色素的生成，对老年斑以及色斑的形成有很好的抑制作用。

其他居家养疗法

压揉束骨穴：将两手拇指指腹放在束骨穴上，逐渐用力先向下按压，并保持 5 分钟，随后稍加揉动。每隔 5 分钟按压 1 次，共按压 10 次。

按揉肝俞穴、脾俞穴、肾俞穴：将两手拇指指腹放在肝俞穴上，逐渐用力先向下按压，并保持 5 分钟，随后稍加揉动。每隔 5 分钟按压 1 次，共按压 10 次。用同样的方法按揉脾俞穴、肾俞穴。

经常按揉以上 4 个穴位，可有效淡化老年斑，并预防新斑的出现。

青春痘真烦恼，
桑叶帮你除烦恼

　　痤疮俗称"青春痘"或"粉刺"，是一种慢性炎症性皮肤病，好发于青春期男女。由于青春痘主要发生于面部，非常影响容貌的美观，而且对患者的心理和社交影响也很大，成为青春期男女的"头号大敌"。不过，一般情况下在青春期过后，青春痘往往会自然减轻或者痊愈。主要以白头或黑头粉刺、炎性丘疹、脓疱、结节等多形性皮损为特点。

　　中医认为，青春痘的发生多是由于肺经风热阻于肌肤所致；或因过食肥甘、油腻、辛辣食物，脾胃蕴热，湿热内生，熏蒸于面部而成；或因青春之体，血气方刚，阳热上升，与风寒相搏，郁阻肌肤所致。因此，中医根据发病原因的不同，将青春痘分为以下几种类型。

　　肺经蕴热　主要表现为粉刺初起，红肿疼痛，面部瘙痒，可伴有口干，小便色黄，大便干燥的症状。在治疗上以清肺凉血为主。

　　脾胃湿热　主要表现为粉刺此起彼伏，连绵不断，可以挤出黄白色碎米粒样脂栓，或有脓液，面部油亮，伴有口臭口苦，食欲时好时坏，大便黏滞不爽。在治疗上以清热利湿为原则。

　　血瘀痰凝　主要表现为粉刺时间已久，质地坚硬难消，触压有疼痛感，或者面部凹凸不平如橘子皮，女性经期粉刺加重等症状，此型多见于长期的慢性粉刺患者。在治疗上以活血化痰、软坚散结为主。

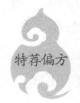

特荐偏方

桑叶饮

用料　新鲜桑叶 50 克。

做法　将桑叶洗净，放入锅内，加适量清水煎煮。分 3 次服用。一般 15 天可见效。

此方具有清肺去热、消疮消肿的功效，特别适用于肺经蕴热所引起的青春痘。在用桑叶治疗青春痘时，不仅可以煎茶饮用，还可以将新鲜的桑叶捣烂，敷在患有痤疮的地方，每日30分钟，可以取得同样的效果。

桑叶，又名"神仙草"，是植物之王，有"人参热补，桑叶清补"之美誉。现代医学研究证明，桑叶中含有丰富的黄酮化合物、酚类、氨基酸、维生素及多种微量元素，具有降血糖、降血压、降血脂、延缓衰老等多种保健功效。中医认为，桑叶性寒味苦甘，有散风清热、清肝明目之功效。特别是对脸部的痤疮、褐色斑有比较好的疗效，经常饮用桑叶茶还可以促进新陈代谢，减少皮肤中老年斑的积滞。

 其他对症小偏方

橙子核：橙子核适量。将橙子核取出洗净放入微波炉中焙干，然后将其研磨成粉末状，加入适量温水混合搅匀，每晚临睡前涂抹在长有青春痘的部位，第二日起床后用温水洗干净即可。此方适用于血瘀痰凝引起的青春痘。

薏仁汤：薏仁15克，冰糖15克。将薏仁清洗干净，放入锅中，加适量清水，用小火煮20分钟后，加入冰糖搅匀即可。饮汤，每天1次，1个月为1个疗程。此方具有健脾、利湿、清热的功效。适用于脾胃湿热引起的青春痘。

生活调养小提示

1. 经常用温水洗脸，因为热水可以促进皮脂分泌。不要使用刺激性肥皂和带香料及油脂类的化妆品。

2. 多吃蔬菜和水果，少吃含脂肪和糖类多的食物。

3. 不要用手去挤痘痘，以免引起化脓发炎，脓疮破溃吸收后形成疤痕和色素沉着。

4. 做到劳逸结合，保持心情愉快。

冻疮瘙痒难忍，
不妨擦点冰糖樱桃汁

　　说到冻疮，相信很多北方人都深有体会，尤其是儿童、妇女及老年人，而且一些患者一旦患上冻疮就很难彻底痊愈，每到冬天就会在原部位复发，很是痛苦不堪。

　　冻疮作为一种冬季极为常见的皮肤病，是由于冬季气候寒冷，外露的皮肤受到寒冷的刺激，时间一长，引起血管痉挛收缩，产生血液瘀滞，使局部组织缺氧，导致组织细胞受到损害所引起的。常见的损害为局限性瘀血性暗紫红色肿块或硬结，边缘鲜红，中央青紫，表面紧而有光泽，质地柔软；严重的还会发生水疱，破裂形成糜烂或溃疡。患者自觉局部有胀痛感，痒感明显，遇热后加剧，溃烂后疼痛，一般在天气转暖后可自愈。

　　中医认为，冻疮是由于皮肤暴露部位感受寒冷侵袭，气血运行不畅，经脉受到阻隔，气血凝滞于肌肤所引起的。病轻的患者其损伤浅，仅为皮肤络脉气血凝滞，成肿为斑。病重的患者其损伤深，肌肉脉络气血凝滞不通，再加上复感邪毒，寒极化热，从而导致肌肤溃烂。因此在治疗上应以温经散寒、活血通络为原则。

冰糖樱桃汁

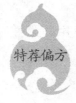

特荐偏方

用料 樱桃、冰糖各适量。

做法 在夏季时将新鲜樱桃用冰糖拌匀后放入瓶中，然后埋在地下或置于阴凉处，冬季冻疮发作时，用樱桃汁涂抹患处。每日多次。

　　此方具有消炎止痒、活血化瘀的功效，适用于冻疮引起的各种不适症状。提起本偏方中的樱桃，其外表色泽鲜艳、晶莹美丽、红如玛瑙、黄如凝脂，不要说其味道有多鲜美，仅看着外表都不禁让人垂涎欲滴。樱桃的营养非常全面，果实富含蛋白质、胡萝卜素、多种维生素及钙、铁、磷、钾等多种元素，具有发汗、益气、祛风、透疹的功效，常用于脾虚腹泻、肾虚腰腿疼痛、活动不利等病症的食疗保健。而且，樱桃还对面色无光泽，面部雀斑等顽固性斑类可起淡化作用，是女性朋友的美颜佳品。

冰糖也是我们日常生活中经常用到的食物之一，甜点、烹饪、泡酒、佐药、调茶，处处都有用到冰糖的地方。中医认为，冰糖性平味甘，具有补中益气、和胃润肺、止咳化痰、养阴生津的功效，可用于中气不足、肺热咳嗽、阴虚久咳、口干咽燥、咽喉肿痛等病症的辅助治疗。生活中，我们经常会把冰糖和菊花、枸杞、山楂、红枣等配合使用，这样不仅可以增加汤水的香甜度，而且还会增加这些药材的药用功效。冰糖的甜味清爽不腻，老少皆宜食用。但需要注意的是一般人不宜过量食用，每天最多 20 克即可，而且患有高血压、动脉硬化、冠心病者以及孕妇、儿童宜少食；患有糖尿病的患者必须忌食。

其他对症小偏方

丝瓜膏：老丝瓜 1 根，猪油 5 毫升。将老丝瓜烧灰存性，用猪油调和，然后涂抹于患处。此方具有通络消肿的功效，主要用于治疗冻疮。

烤生姜：生姜 1 块。将生姜在火上烤热后，切成片涂擦患处。此方具有活血化瘀、消肿止痒的功效。

其他居家养疗法

取阿是穴：将艾卷点燃后，以雀啄灸法，直接将燃着端接触阿是穴，以每秒钟快速点灸 2~3 次为宜，患处有轻度灼热感，但不会留下疤痕为宜。每次 5~10 分钟，每日或隔日 1 次，7 次为 1 疗程。

快速退去荨麻疹，
可用归芪防风瘦肉汤

　　荨麻疹俗称"风疹块""风疙瘩"，是一种十分常见的过敏性皮肤病，儿童是主要的发病人群。主要表现为皮肤上出现潮红斑，形状各异、大小不等的风团。荨麻疹起病较急，常是突然发生，成群出现，在2～24小时之内即可消退，而且消退后皮肤上不留任何痕迹，但亦可反复发作。引起荨麻疹的原因也比较多，主要包括食物、植物、药物过敏以及感染、自身免疫下降、内分泌紊乱、精神紧张等都是诱发荨麻疹的因素。另外，如果荨麻疹发生在消化道黏膜，可伴有恶心、呕吐、腹痛、腹泻等症状；如果发生在咽喉，可伴有喉头水肿，呼吸困难，甚至窒息。

　　中医认为荨麻疹的发病有内因和外因两种：内因主要是由于自身禀赋不足，气血虚弱，卫外失固所引起的；外因主要是虚邪贼风侵袭，或者由于鱼虾、辛辣、膏粱厚味在体内化热生风，或者由于七情变化，虫积异味等多种饮食引发。根据荨麻疹发病的原因及症状不同，将其分为以下五种不同的类型。

　　风寒型 主要表现为风团色白或淡红，稍沾冷水则可诱发，瘙痒异常，遇冷加剧，遇热减轻，常伴有发热怕冷。在治疗上以散寒祛风、透疹止痒为主。

　　风热型 主要表现为风团色红，连成一片，剧痒难耐，可伴有针刺灼热感，遇热瘙痒稍减，发热烦躁等。治疗应以清热疏风为主。

　　气血两虚型 主要表现为风团如豆瓣大，成片，颜色与肤色一致，皮肤干燥，常伴有倦怠乏力，动则汗出，面色无光，头晕失眠等症状。治疗以益气养血、祛风止痒为主。

　　湿热型 主要表现为风团鲜红或中央色白、边缘鲜红，搔抓之后皮肤迅即潮红水肿，局部或全身瘙痒及热感，常伴有恶心呕吐、头晕等症状。治疗以清热燥湿、散风止痒为主。

血瘀型　主要表现为大片风团遍布全身，颜色红，时隐时现，经久不愈，瘙痒难忍，烦躁，便秘等症状。治疗以活血化瘀、祛风止痒为主。

归芪防风瘦肉汤

特荐偏方

用料　猪瘦肉150克，生黄芪、生姜各20克，当归、防风各10克，大枣4颗，盐适量。

做法　先将当归、防风、生黄芪洗净；大枣洗净，去核；生姜洗净，拍烂；猪瘦肉洗净，切块。然后将以上材料一起放进锅中，加入适量清水，用大火煮沸后，改用小火煮1.5小时，最后放入盐调味即成。佐餐食用。

此方具有疏风解表、益气养血的功效，适用于气血两虚型荨麻疹，此外，还可用于气血两虚、感受风寒引起的上呼吸道感染。

黄芪不仅在治病方面有广泛的作用，在养生保健方面也同样具有非常好的功效。黄芪的养生治病价值与人参可以媲美，虽都属于补气良药，而黄芪更侧重以补虚为主，因此很多补中益气的中药组方中都有黄芪，如玉屏风散、补中益气汤等。中医认为，黄芪性温味甘，具有补中益气、利水消肿、排脓生肌等功效，常用于体虚自汗、阳气虚弱、水肿、疮疡溃破等病症的治疗。现代医学研究表明，黄芪具有降低血液黏稠度、改善心肌供血、降低血压、调节血糖含量、增强机体免疫力的功能，可用来预防和治疗心脏病、高血压、糖尿病等病症。

当归是人们十分熟悉的著名的补血中药材，素有"十方九归"和"药王"之美称，与黄芪配伍合用，可以起到气血双补的作用，尤其适用于气血虚弱的女性服用。中医认为，当归味甘性温，具有补血和血、调经止痛、润燥滑肠的功效，主要用于治疗血虚萎黄、眩晕心悸、月经不调、虚寒腹痛、肠燥便秘等病症。在治病养生方面，当归除了与熟地、白芍、川芎等药材组方或者泡酒泡茶之外，最经典的食用方法要算炖汤了，在熬汤的过程中能使当归中的有效成分充分释放，更利于人体的吸收。因此，需要用当归治病养生的人不妨多炖汤服用。

中医认为，瘦猪肉性平味甘咸，具有补肾养血、滋阴润燥的功效，特别适宜于阴虚不足、头晕贫血以及营养不良的人食用。而且猪肉营养丰富，其所含的血红素和促进人体铁吸收的半胱氨酸，对改善缺铁性贫血有非常好的疗效。

防风以根入药，性温味甘，具有祛风解表、胜湿止痛、止痉的功效，多用于治疗外感风寒、风湿瘙痒、风湿痹痛等病症。

其他对症小偏方

玉米须酒酿：玉米须 30 克，甜酒酿 100 克，白糖少许。先将玉米须放在锅中，加适量清水，煮 20 分钟后捞去玉米须，加入甜酒酿，煮沸后放入白糖调味。每日 2 次，每次 1 剂。此方具有解热透疹的功效，主要用于偏风热型荨麻疹患者。

生姜防风汤：生姜 20 克，防风 10 克，桂枝 10 克，葱白 2 根。将以上所用材料放入锅中，倒入适量清水煎煮取汁，每日 1 剂。此方具有祛风散寒的功效，主要用于风寒型荨麻疹患者。

桃仁苦参酒：鲜桃仁 250 克，苦参 20 克，白酒 500 毫升。将桃仁、苦参一起放入白酒中，密封 10 天，过滤瓶装，外涂患处。此方具有活血、祛瘀、止痒的功效，适用于血瘀型荨麻疹患者。

其他居家养疗法

拔罐疗法：凡士林、酒精各适量，火罐 1 个。先将凡士林均匀地涂抹于大椎穴，然后将酒精滴数滴于火罐内，棉球引燃，火旺时将罐扣在大椎穴，5 ~ 10 分钟后取下，每日 1 次。

皮肤瘙痒抓挠不是好办法，止痒就喝海带绿豆汤

皮肤瘙痒是指没有原发的皮疹出现，但有瘙痒感的一种神经精神性皮肤病，是一种皮肤神经官能症疾病。主要表现为只有皮肤瘙痒而没有原发性皮肤损害的症状。现代医学认为，引起皮肤瘙痒的原因比较多：一方面是由于患上糖尿病、肝病、肾病等疾病，从而引起瘙痒；另一方面多与外界因素的刺激有关系，比如衣物材料、气候变化、蚊虫叮咬以及食物过敏等，从而导致皮肤瘙痒。皮肤瘙痒可在全身发生，尤以面部、背部以及四肢最为多见。

皮肤瘙痒在中医学称为"风瘙痒""痒风"，若抓破皮肤，血痕累累称"血风疮"。中医认为皮肤瘙痒大多是由于肝旺血虚所致，肝旺则风从内生，血虚则肌肤失养，风胜则血燥，风动则作痒。并将其分为血虚肝旺和湿热下注两种类型。

血虚肝旺 主要表现为皮肤干燥，瘙痒难忍，夜间加剧，挠抓后成条状血痕，遇热尤甚，常伴有心烦急躁、夜寐不安等症状。此型在治疗上以养血润燥、平肝熄风为主。

湿热下注 主要表现为外阴、肛门等处皮肤瘙痒，挠抓后会出现丘疹、水疱，皮肤湿烂，遇热瘙痒加重。此型在治疗上以清热、利湿、止痒为主。

海带绿豆汤

特荐偏方

用料 海带 250 克，绿豆 100 克，薏仁 20 克。

做法 先将海带切碎，与绿豆、薏仁加水共煮成汤即可。饮汤吃海带和绿豆。每日 1 次，连服 10 日。

海带绿豆汤是日常生活中常见的一道汤菜偏方，尤其是到了夏天，此汤汤浓味儿清香，熬制工艺十分简单，是人们非常喜爱的解暑佳饮。而且海带和绿豆、薏仁搭配，有清热利湿止痒的功效，可以治疗因湿毒引起的皮肤瘙痒，因此适用于湿热下注型皮肤瘙痒患者食用。

海带的营养价值很高，富含蛋白质、脂肪、碳水化合物、膳食纤维、胡萝卜素、钙、磷、铁、维生素 B_1、维生素 B_2、烟酸以及碘，对人体健康十分有益。中医认为，海带性寒味咸，具有软坚散结、消痰平喘、通行利尿、降脂降压等多种功效，经常食用可以辅助治疗高血压、冠心病、慢性咽炎、痰多咳嗽等疾病。不过，海带虽好，但不可贪吃，特别是脾胃虚寒、肿胀、腹泻、消化不良的人应谨慎食用。此外，吃完海带后不能立即喝茶，以免影响人体对矿物质的吸收。

绿豆中含有丰富的蛋白质、脂肪、碳水化合物、钙、铁、磷、维生素 A 以及维生素 C 等多种营养物质，具有很高的营养价值。绿豆主要药用价值是降低胆固醇、降低血脂、抗过敏、抗菌、增进食欲、保护肝脏。中医认为，绿豆性凉味甘，具有清热解毒、止渴消暑、利尿润肤的功效。主要用于治疗暑热烦渴、感冒发热、痰热哮喘、口舌生疮、水肿尿少、风疹丹毒、药物及食物中毒等病症。绿豆为清热解毒之佳品，而绿豆的清热之力在皮，解毒之功在仁。因此，如果用绿豆只是为了消暑，那么只需将绿豆大火煮 10 分钟即可饮汤；但是如果是为了解毒，那么就需要将绿豆煮得熟烂后饮用。

其他对症小偏方

当归黄芪牛肉汤：黄芪 30 克，当归 15 克，牛肉 250 克。将黄芪和当归分别用清水洗净，放在锅中加适量清水，浸泡 5～10 分钟；然后把牛肉切片，放进锅中，用小火煎煮至牛肉烂熟即可。每日 1 剂，温热服食，连服 7～10 剂。此方具有益气养血、祛风止痒的功效，对血虚肝旺型皮肤瘙痒有改善。

皮肤晒伤怎么办，芦荟冰冰凉凉很舒服

晒伤又称作为日光性皮炎，是皮肤在强烈的太阳光照射下引起的急性损伤性反应，是一种光敏性皮肤病。通常在外露的皮肤上呈现出椭圆形突起或平滑呈深棕色的斑块。特别是到了夏季，由于太阳光光线强烈，在身体的前臂外侧、手臂、小腿前侧及脸部皮肤很容易在不知不觉中被阳光中的紫外线晒伤。晒伤在医学上可分为一度晒伤和二度晒伤。一度晒伤表现为局部皮肤在日晒后出现边界清晰的弥漫性红斑；二度晒伤表现为局部皮肤红肿，继而发生水疱，自觉有灼烧及刺痛刺痒感，水疱破裂后可出现糜烂，过后有糠秕样脱屑脱落，并出现皮肤色素沉着，严重时还会伴有头痛发热、心悸乏力、恶心呕吐等症状。

中医称日晒为日晒疮，可分为热毒侵袭和湿毒搏结两种类型。

热毒侵袭型 主要表现为受晒皮肤泛红湿肿，表面紧而光亮，可见皮肤上红色丘疹集簇，灼热刺痛、瘙痒，或者伴有头痛体热、口渴、小便短赤等症状。此型在治疗上应以清热解毒为原则。

湿毒搏结型 主要表现为暴晒处皮肤红斑弥漫，肿胀明显，水疱簇集，疱壁紧张，破后液体流出、或糜烂结痂，自觉瘙痒，灼热身热，口渴或渴不多饮，眼睑发红。此型在治疗上以祛湿清热解毒为主。

芦荟膜

特荐偏方

用料 鲜芦荟适量。

做法 先将芦荟捣烂，然后将芦荟果肉敷在晒伤的皮肤上，15～30分钟后用清水洗净即可。

说起芦荟，人们马上想到的就是和美容相关的信息，也是许多爱美女士常用的养颜之物。可以说芦荟是一种集食用、药用、美容、观赏于一身的植物新星。现代科学研究发现，芦荟中含有芦荟胶凝、维生素B₁、维生素 B₂、维生素 C、多种氨基酸以及芦荟素、芦荟大黄素、芦荟多糖、芦荟酊、芦荟米酊、芦荟乌辛等药用成分，这些有效成分具有很强的杀菌抗炎、强心活血、促进伤口愈合、止痛防晒的作用。中医认为，芦荟性寒味苦、具有泻下通便、清肝泻火、消疳杀虫的功效，常用于治疗肝火头痛、目赤肿痛、烦热惊风、热结便秘、虫积腹痛、湿疮等病症。此外，将新鲜的芦荟叶捣烂敷于患处，在治疗外伤方面，特别是对于烧烫伤、蜂蛰伤、晒伤、刀伤等具有非常好的泻火止痛消炎效果。因此，用芦荟对于热毒侵袭所引起的晒伤也十分有效。

芦荟中含有很多对人体皮肤具有营养、滋润、增白作用的多糖及多种维生素成分，且刺激性小，不仅能防止小皱纹、眼袋、皮肤松弛，还能保持皮肤湿润娇嫩。尤其是处于青春期的少女在为"小痘痘"烦恼的时候，不妨试试用芦荟做个面膜吧。

其他对症小偏方

黄瓜汁：黄瓜 1 根。将黄瓜放入榨汁机中榨汁，然后将汁液涂抹于皮肤晒伤处，每日多次。此方具有清热、解毒、祛湿的功效，适用于湿毒搏结型皮肤晒伤。

其他居家养疗法

醋疗法：将醋和清水按照 1：1 的比例，然后倒进喷雾器中摇匀，喷在被晒伤的皮肤上，再用干净的毛巾将晒伤处盖住即可缓解疼痛瘙痒。

冷敷法：将毛巾放入冷水中浸湿后拧干，晒伤部位清洗干净，再将湿毛巾放入冰箱的冷藏室中 5 分钟，然后取出敷在皮肤晒伤的部位15 ～ 20 分钟，最后再涂上乳状护肤品以滋润肌肤即可。

灰指甲影响美观危害大，
大蒜捣碎加醋涂患处

　　什么是灰指甲？我们对其印象最深的恐怕就是电视机里的一则广告词了"得了灰指甲，一个传染俩……"。"灰指甲"是甲癣的俗称，是指皮癣菌侵犯甲板或甲下所引起的以指甲增厚，色灰或者出现黄白斑点，失去光泽为主要表现的癣病类疾病。而指甲增厚，这是早期最为常见的症状。此外，指甲表面凹凸不平、甲板变脆易碎、指甲分层等都是早期灰指甲的典型症状。俗话说"手是人的第二张脸"，患上灰指甲不仅影响美观，给患者带来很大的心理障碍，最主要的是还会出现诸多并发症，如甲沟炎、甲床炎、手指脓皮病等。因此积极预防和及早治疗是非常必要的。

　　中医称其为"鹅爪风"，多是由于手癣、脚癣久治不愈而蔓延，致使指甲血虚不荣而引发灰指甲。主要症状为初起时指甲四周有瘙痒感，时间长了可见指（趾）甲部凹凸不平，并逐渐增厚、变形，指（趾）甲逐渐失去红亮光泽，慢慢呈现灰白色。

大蒜醋

特荐偏方

用料 大蒜 20 瓣，10% 的醋酸 150 毫升。

做法 先将大蒜除去外皮，切碎并捣烂，放入广口玻璃瓶中；然后加入醋酸，浸泡 1 天，即可使用。

　　本偏方中的醋酸也可以用家中的食醋代替，并且在使用时，要先将病甲在温水中浸泡 5 分钟，使指甲软化后，再用剪刀将病甲上可以除去的部分剪去，最后将病甲放入大蒜醋液中，停留 15 分钟。每日 3 次，使用 1 周后即可见效果。可以反复多个疗程使用，直至病甲痊愈。不过，在使用本偏方治疗灰指甲的时候，可能会出现病甲疼痛的现象，这时千万不要放弃，应该坚持。

大蒜和醋一样，都是家庭常用的调味品，而大蒜更是被誉为"天然的抗生素"，不仅具有较强的杀菌解毒作用，而且还无任何副作用，同时也是人体循环及神经系统的"天然强健剂"。中医认为，大蒜性温味辛甘，具有解毒杀虫、消肿止痛、温中健胃、消食理气、止泻止痢的功效，主要用于治疗痈疽肿毒、白秃癣疮、痢疾泄泻、蛔虫蛲虫、饮食积滞等症状。现代医学研究认为，大蒜中的硫化合物具有超强的抗菌消炎作用，对很多病毒、真菌均有抑制和杀灭作用，是目前为止发现的天然植物中抗菌作用最强的。

醋具有散瘀解毒的功效，在中医领域主要用于治疗油腻食积、消化不良、腹泻吐血等病症。醋中主要成分是醋酸，具有很强的抑菌杀菌的作用，可溶解指甲及表皮脱落的角质细胞，清除污垢，增强活力。

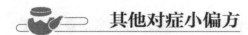

其他对症小偏方

凤仙花：白色凤仙花适量。将凤仙花捣烂，敷在指甲上并包扎起来，每天更换 1 次，约 1 个月左右可见效。或者将白色凤仙花 2 ~ 3 株，在醋里浸泡 1 天，每天睡前浸泡灰指甲 10 分钟，连续 7 天见效。

生活调养小提示

1. 在做家务时，应戴上手套，尤其是洗碗、洗衣等接触化学洗剂时，能有效预防灰指甲。

2. 养成良好的卫生习惯，平时勤洗脚、勤换袜，而且袜子要经常暴晒。

3. 不要同别人共用生活日用品，这是防止灰指甲间接感染的关键所在。

4. 在饮食上多食用富含蛋白质、维生素 A、维生素 D、钙、镁等有利于预防灰指甲的食物。

银屑病烦恼多，
民间验方香油调牛蹄甲

　　银屑病又称作牛皮癣，是一种常见且易复发的具有遗传性的慢性皮肤病。除了遗传因素之外，生活方式、经济条件、饮食习惯等环境因素也会导致此病的发生。主要表现为皮损为红斑或红斑上覆盖有多层银白色鳞屑，自觉有不同程度的瘙痒，全身均可发病，以头皮及四肢伸侧较为常见。该病多见于青壮年，尤其是 20 多岁的青年人，因此给患者的身体健康和精神状况带来很大的影响。

　　中医认为银屑病多是因为脾肺湿热，加上又感受风湿热邪而蕴于肌肤，致使肌体局部气血运行失畅；或者是因为风寒外袭，淤积久了化成火燥，致使肌肤失去濡养；抑或者是由于七情内伤，气血瘀滞，久郁成疾。因此，中医将牛皮癣分为血瘀、血热、湿热、寒湿、毒盛几种类型。

　　血瘀型银屑病　此型是比较常见的一种银屑病，多见于顽固性牛皮癣。主要表现为病史较长，久治不愈，皮肤干燥，小腿前侧肥厚或有苔藓样变、瘙痒严重等。在治疗上以活血化瘀、除湿软坚为主。

　　血热型银屑病　此型多见于进行期银屑病。主要表现为发病急且迅速，皮肤颜色潮红，筛状出血点明显，鳞屑增多，瘙痒明显，常伴有心烦易怒、口干舌燥等症状。在治疗上以散热解毒，凉血活血为主。

　　湿热型银屑病　此型季节性比较强。主要表现为有脓疱，多发生于腋窝、会阴等部位，鳞屑较薄，瘙痒明显，阴雨季节加重，常伴有胸闷，神疲乏力，下肢沉重等症状。在治疗上以清热除湿为原则。

　　寒湿型银屑病　此型相当于关节性银屑病。主要表现为关节疼痛，活动受限，皮损广泛。在治疗上以温经散寒为主。

　　毒盛型银屑病　此型相当于脓疱型银屑病。主要表现为全身皮肤发红，脓包聚集，皮肤灼热有鳞屑，常伴有发热口渴、心烦急躁、大便干结、小便短赤等症状。在治疗上以清热凉血、解毒除湿为主。

牛蹄甲膏

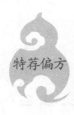

特荐偏方

用料 牛蹄甲30克，香油3毫升。

做法 先将牛蹄甲煅烧存性，然后研成细末，加入香油搅拌均匀。涂抹患处，每天1次，15天为1个疗程。此方具有活血散瘀、解毒生肌的功效，适用于血瘀型牛皮癣。

牛蹄甲也就是牛的蹄甲。中医认为牛蹄甲味甘性温，具有定惊安神、生肌敛疮的功效，主要用于癫痫、小儿夜啼、臁疮等疾病的治疗。在用法上既可烧灰研末内服，也可用油调和后外敷。

其他对症小偏方

土茯苓甘草汤：土茯苓50克，生甘草10克。将土茯苓与生甘草用1500毫升清水煎煮至300～400毫升，分3～4次服用，一日内服完。此方具有清热泻火、排毒祛湿的功效，适用于毒盛型牛皮癣患者。

五倍子白及膏：白及30克，五倍子60克，老陈醋适量。先将五倍子、白及分别捣成细末；然后将五倍子粉与陈醋混合成稀糊状，用小火煎熬，待稍稠后放入白及粉末，搅拌成糊状，贮备于瓶中备用。涂于患处即可。此方具有清热除湿、止血解毒的功效，适用于湿热型牛皮癣。

醋调川乌末：生川乌末、醋各适量。将生川乌末用醋调匀后，敷于患处，药干后再调制再敷，使用3次后丢掉，连敷20日。此方具有行气止痛、温经散寒的功效，适用于寒湿型牛皮癣。

生活调养小提示

1.生活中应多吃一些具有养血润肤、清热凉血、活血消肿功效的食物。

2.坚持每天洗澡1～2次，水温保持在35～39℃。

第六章

身体虚弱亚健康，偏方一样可帮忙

　　身体容易疲劳；眼睛经常干涩、胀痛；记忆力差，老记不住东西；抵抗力差；经常患感冒……你是不是经常出现这样的症状，而检查身体却又没什么实质病变？如果是，说明你已经被亚健康盯上了。所谓亚健康，就是指身体处于非病非健康的状态，又叫作"次健康"，即身体出现某些功能下降或紊乱，但并没有器质性疾病，只是主观上有不适感觉。虽然，亚健康并不算做是疾病，但是大多数疾病都是由"亚健康"进展而来的，因此，身体出现了亚健康状态一定要重视并进行积极调理。

　　本章介绍了几种常见的亚健康状态，并推荐了相应的调理偏方，供读者在生活中选择使用，帮助读者早日脱离亚健康状态。

身体疲乏精神差，
人参黄芪茶解疲乏

　　人们经常会遇到这样的情况，总是感觉身体疲倦乏力，吃饭不香，睡觉不好，怀疑自己得了什么病，但是到医院做检查又查不到什么明确的疾病。其实，也许你并不是患上了什么疾病，只是过度劳累后出现的一种主观的生理感受，这也是现代人很容易出现的一种"亚健康"状态，同时也是身体在向大脑报警的外在表现。疲乏又称疲劳，往往是在剧烈运动后、长时间工作或体力劳动后、睡眠不足以及思想压力大的情况下出现。主要表现为注意力不集中、没精神、全身疲乏无力、肌肉酸痛、没有食欲、失眠多梦等症状。生活中，有很多疾病都是由于过度疲劳引起的，如果长时间处于疲劳状态，还有可能发展成为慢性疲劳综合征。因此，不论在生活还是在工作中，都应该适当休息。

　　中医认为，疲劳一方面是由于肝郁气滞导致肝脏疏泄气机、藏血、荣养筋脉的功能下降，使情绪不能正常宣泄，筋脉不能得到滋养，从而引起神经、心血管、运动系统的各种症状，导致慢性疲劳。另一方面由于脾气虚弱，不能滋养四肢，肢体就会无力、肌肤无光，导致痰瘀湿浊之气停滞，出现腹胀、腹泻、颜面浮肿、体形臃肿等症状。因此将疲劳分为肝郁气滞型和脾经亏虚型两种类型。

　　肝郁气滞型　多是因为酒食应酬过多，或工作压力大，或喜怒无常，思虑过度，或疲劳过度，心理情绪的改变等所致。主要表现为身体疲倦乏力、肢体少动、运动偏少，或伴有低热口干、五心烦热、目赤易怒等症状，在治疗上以养阴柔肝、祛疲醒神为主。

　　脾经亏虚型　多是由于饮食失调，劳逸失度，或久病体虚所引起。主要表现为怠惰嗜睡，四肢乏力，大便泄泻，懒于言语，不思饮食等症状，在治疗上以益气健脾、祛疲养神为主。

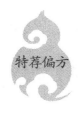

参芪茶

用料 黄芪、红枣、党参各5克。

做法 将黄芪、党参、红枣分别洗净，然后冲入沸水，盖上盖子闷10分钟后，当茶饮用。

这款茶味道清淡，因其具有补气活血、美容养颜、补脾益气的功效，是很多养生人士，特别是女性朋友喜爱的茶饮之一，尤其适合脾虚、免疫力低下、疲劳乏力的人饮用。

黄芪是一味常用的中药。中医认为，其味甘性微温，具有补气固表、利尿托毒、敛疮生肌的功效，主要用于气虚乏力、中气下陷、久泻脱肛、气虚水肿等虚证的治疗。

党参是一味传统常用的补益药。中医认为，党参性平味甘，具有补中益气，健脾益肺，养血生津之功效，常用于脾肺虚弱、咳嗽虚喘、气血不足、四肢无力、血虚萎黄的治疗。

其他对症小偏方

鸡归粳米粥：乌鸡1只，粳米50克，香附10克，当归、红枣各15克，盐适量。先将乌鸡洗净备用；再将香附、当归、大枣加水煎煮2次，取药汁2000毫升，与乌鸡、粳米一同放入锅中，共同煮粥，加入盐调味，吃鸡饮粥，每周1～2次。此方具有滋阴补血、疏肝理气的功效，适用于肝郁气滞型疲劳。

其他居家养疗法

1. 按揉血海穴，每日2次，每次3分钟，以产生微微酸胀麻感为宜。

2. 用指关节按揉或拍打足三里穴，每次3分钟，每日2次。可增强人体免疫力，缓解疲劳、改善四肢无力。

3. 用指腹轻揉三阴交穴，每次3分钟，每日2次，以酸胀感为宜，可消除肌肉紧张。

烦躁易怒很伤身，
茅甘萝卜茶平静心情有奇效

生活中经常听到人们说某人是个暴脾气，非常容易情绪失控而生气发怒，也经常把其认为是一种性格的表现，殊不知烦易怒也是一种症状表现。烦躁易怒，是指经常自我感觉到烦乱不适，会常常因为一些很细微的精神刺激而突然爆发出非常强烈的愤怒和冲动，而且完全不受自我控制，有的甚至在盛怒之下做出具有破坏性的举动或者攻击行为。特别是现在很多人由于生活压力大，工作紧张，不开心的事比较多，更容易出现烦躁易怒的状态，这也是长期紧张和压力所导致的一种亚健康状态。另外，烦躁易怒有时候也是某些疾病的特有症状，如狂躁症、癫狂、精神分裂症等疾病。因此，如果频繁地出现烦躁易怒的情况应尽早排除这些疾病的存在。不良情绪对每个人而言都是有危害的，不仅会影响到良好的人际关系，同时也会导致诸如食欲不振、失眠多梦等症状的出现，长期下去还有可能演变成为一种心理疾病。因此，在日常生活中一定要重视这种不良情绪带来的危害，并且要学会如何控制和调节情绪。

中医将烦躁易怒归为"善怒""喜怒""易怒"的范畴。中医认为"肝为刚脏，喜条达而恶抑郁，在志为怒。"也就是说肝的情绪表现主要为发怒。所以，善怒主要与肝有关，并将其分为肝郁气滞、脾虚肝乘、肝火上炎三种类型。

（肝郁气滞型）多是由于心情郁闷、精神受到刺激或者受到创伤所引起的。主要表现为频频叹气、胸胁胀痛或串痛等。在治疗上以疏肝理气为主。

（脾虚肝乘型）多是由于脾气虚弱，而肝气又太旺盛，影响到脾的运化功能所导致的。主要表现为身倦乏力、食少腹胀、两胁胀痛、大便稀溏等。治疗上以健脾益气为原则。

肝火上炎型 多是由于肝气久郁，郁而化火引起的。主要表现为失眠多梦、目赤肿痛、口苦口渴等。在治疗上应以清肝泻热为主。

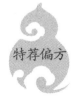

茅根甘蔗胡萝卜茶

特荐偏方

用料 鲜白茅根 50 克，甘蔗 500 克，胡萝卜 1 根。

做法 先将甘蔗切段，胡萝卜去皮切、成小块，然后将其与白茅根一起放入锅中，加适量清水，大火煮 20 分钟后，再改用小火煲 1 ～ 2 小时，去渣取汁。每次饮用 200 毫升，每天 2 ～ 3 次。

此方具有清热泻火、止渴生津的功效，适用于肝火上炎引起的烦躁易怒、坐卧不宁、失眠心悸、激动哭泣等症状。

中医认为，白茅根味甘性寒，具有凉血止血、清热利尿的功效，主要用于治疗热病烦渴、血热吐血、肺热咳嗽、湿热黄疸、热淋涩痛等病症。白茅根作为一种中药，在药用方面具有"味甘而不泥膈，性寒而不碍胃，利水而不伤阴"的特点，尤其是对于有热证而又津液不足的人最为适用。

甘蔗是冬令水果之一，主要生长在我国亚热带的两广地区。因甘蔗含有丰富的糖分和水分，又极易被人体吸收利用，因此是制造蔗糖以及市场上很多饮料、糖果的的重要原料。由此可见，甘蔗不仅是食品工业的重要原料，也是人们生活中必不可少的食物之一。此外，甘蔗中还含有对人体新陈代谢非常有益的多种维生素、脂肪、蛋白质、有机酸、钙、铁等物质，其中又以铁的含量最高，故有"补血果"的美称。中医认为，甘蔗味甘性寒，具有滋补养血、清热生津、滋阴润燥的功效，主要用于口干舌燥、津液不足、消化不良、高热烦渴、反胃呕吐等症状的治疗。

胡萝卜又名红萝卜，是一种质脆味美、营养丰富的家常蔬菜，素有"小人参"之称。胡萝卜在吃法上也是多种多样，既可以生吃，也可以炒着吃，还可以腌制吃，不论怎么吃都是甘甜味美。胡萝卜中所含的主要

营养物质为 β - 胡萝卜素，是维生素 A 的天然来源，因为 β - 胡萝卜素在酶的作用下，在人体可以转化为维生素 A，从而弥补维生素 A 的不足以及发挥着维生素 A 的食疗功效，对皮肤可以起到美容健肤、延缓衰老的作用。中医认为，胡萝卜味甘性平，具有健脾和胃、补肝明目、清热解毒等多种功效，可用于肠胃不适、便秘、夜盲症、营养不良等症状的食疗。

其他对症小偏方

佛手姜茶：佛手 10 克，生姜 6 克。先将佛手同生姜一起放入锅中煮 10 分钟，然后去渣留汁，不拘时服用。此方具有疏肝解郁、温中和胃的功效，适用于肝郁气滞所引起的烦躁易怒。

山药薏米粥：山药、薏仁各 30 克，莲肉 (去心)15 克，红枣 10 枚，小米 100 克。将山药、莲肉、薏仁、红枣洗净，然后与小米一起放入锅中，加适量清水煮粥，粥熟后，可根据个人口味加白糖调味。空腹食用，每日 2 次。此方具有健脾益气的功效，适用于脾虚肝乘引起的烦躁易怒。

其他居家养疗法

心理暗示法：当出现烦躁易怒的情绪时，可以通过一些良好的心理暗示，比如坚信自己一定能做到，一定会有好办法等来调节不良情绪。

吐露心声法：当遇到不顺心的事情时，可以向自己的朋友或者同伴吐露自己的心声，释放自己的情感，从而缓解自己的不良情绪。

体育运动法：很多时候运动是一种非常好的发泄方式，比如打球、散步、跑步等。在运动的过程中可以将那些不开心的事情暂时放下，慢慢地会变得轻松很多。

大脑疲劳状态差，
绿茶咖啡提神醒脑好方法

俗话说"智慧来自大脑"，如果没有充满活力的健康大脑，智慧就会显得平庸无奇。但是在竞争激烈的现代社会中，大部分脑力劳动者，通常都在超负荷地使用大脑，致使大脑出现疲劳状态。因此，在社会上时常会发生脑力劳动者猝死的现象。大脑疲劳是现在常见的一种"亚健康"状态，尤其以脑力劳动者和学习繁重的学生为甚。

大脑的超负荷活动是引起脑疲劳的主要原因，也就是说在超强度的脑力劳动过程中，脑细胞活动所需的氧气和营养物质供不应求，使得"疲劳毒素"堆积，对大脑内环境产生破坏而导致细胞中毒的不良后果。脑疲劳可引发多种全身性的疾病，比如哮喘、消化道溃疡、失眠等。如果一个人长时间处在脑疲劳的状态下工作，还会出现头昏脑涨、反应迟钝、注意不集中，思维停滞等现象，所以说脑疲劳不仅影响人的身体健康，还影响工作和学习的效率。因此，为了保持年轻而充满创造力的头脑，一定要做到科学用脑。

绿茶咖啡

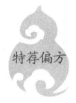

特荐偏方

用料 浓咖啡1杯，鲜奶油、白糖各适量，绿茶粉末少许。

做法 将热咖啡倒入杯中约八成满，放入奶油，再在奶油上撒上绿茶粉，最后放入白糖搅拌均匀即可饮用。

绿茶是我国饮用最广泛的一种茶类。因其未经发酵，所以泡茶后具有汤清叶绿的特点。绿茶在英国被称作是"健康之液，灵魂之饮"，在我国被誉为"国饮"，深受人们喜爱。绿茶不仅具有提神清心、清热解暑、消食化痰、生津止渴、降火明目等功效，而且其所含的茶多酚、咖啡碱、脂多糖、茶氨酸等成分，对于延缓衰老、抗病抑菌、醒脑提神、缓解疲劳、护齿明目、降脂降压都有非常显著的作用。

咖啡为世界三大饮料之一，是同可可、茶流行于世界的主要饮品。咖啡的主要成分为咖啡因，这也是咖啡具有苦味的来源。咖啡可以刺激中枢神经和肌肉，是一种较为柔和的兴奋剂，可以提高人体的灵敏度和注意力，加速人体新陈代谢，改善精神状态，从而起到消除疲劳的作用。此外，咖啡还具有提高心脏功能，使血管舒张，促进血液循环，帮助消化以及脂肪分解的功能。但是患有胃溃疡、孕妇、更年期妇女、维生素 B_1 缺乏者都不宜饮用咖啡，即使正常人也不宜长期或者大量饮用咖啡。

绿茶和咖啡都具有提神醒脑、消除疲劳的功效。因此将二者混合饮用效果更佳。

其他对症小偏方

猪脑枸髓汤：猪脑 1 具，猪脊髓 15 克，枸杞 10 克，盐、味精、料酒、酱油各适量。先将猪脑、猪脊髓洗净，一起放入碗中，放入枸杞、盐、味精、料酒、酱油，上笼隔水蒸熟即可。每日 1 次。此方具有补肾健脑的功效，可有效缓解脑疲劳，增强记忆力，延缓大脑衰退。

其他居家养疗法

按摩太阳穴：用双手拇指或食指分别置于两侧太阳穴，做轻柔缓和的环形转动，每次持续 30 秒，次数可随脑疲劳症状而改变，用力要轻缓不宜过度，以感觉酸胀即可。

按摩百会穴：用双手拇指或食指叠按于百会穴，做轻柔缓和的环形按揉，以有酸胀感为宜，持续 30 秒，反复做 5 次。

按摩风池穴：保持身体正直，头后仰，两手拇指分别置于两侧风池穴，做环形转动按揉 1 分钟，以有酸胀感为宜，反复做 5 次。

体形肥胖形象差，
赤小豆鲤鱼汤减肥效果好

肥胖是指由于长期摄入过多食物或机体代谢的改变而导致体内脂肪积聚过多，造成体重过度增长并引起身体病理、生理改变的一种现象。通常情况下体重超过标准体重的 20% 以上的人，就被称做肥胖。引起肥胖的原因也与遗传因素有很大的关系，父母中如果有肥胖，则子女发生肥胖的概率就很大。此外，社会环境、心理因素以及缺乏运动等都是造成肥胖的主要原因。肥胖不仅影响形体的美感，而且给生活带来诸多的不便，更重要的是肥胖者更容易引发多种并发症，如高血压、糖尿病、肾脏疾病、心脏病等，同时肥胖还可加速衰老和死亡，影响寿命。因此说肥胖是疾病的先兆、衰老的信号。

中医认为肥胖与痰湿关系密切，而痰湿又与脾的运化功能息息相关，若脾虚不能正常运化水湿，导致水湿停留体内，或成为湿，或湿化为痰，从而引起肿胀或肥胖。中医将肥胖分为以下几种类型，因此在治疗上也应辨证治疗。

脾虚湿阻型 主要表现为体形肥胖、肢体沉重、疲倦乏力、脘腹胀满、食欲差、大便稀薄等症状。此型最为多见。在治疗上应以健脾化湿为原则。

脾肾两虚型 主要表现为体形肥胖、虚浮肿胀、疲乏无力、少气懒言、动而喘息、头晕怕寒、食欲差、腰膝冷痛、大便溏薄、男性阳痿等症状。此型多为重度肥胖症患者。在治疗上应以温阳、化气、利水为原则。

胃热湿阻型 主要表现为体形肥胖、喜欢食用肥甘厚味、容易饥饿、口臭口干、大便秘结等症状。此型多为体壮的中青年肥胖者。在治疗上应以清热、化湿、通腑为原则。

气滞血瘀型 主要表现为体形肥胖、胃脘胀满、烦躁易怒、口干舌燥、头晕目眩、失眠多梦、女性月经不调或闭经。此型多见于长期肥胖者。在治疗上以舒肝理气、活血化瘀为原则。

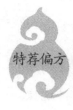

赤小豆鲤鱼汤

特荐偏方

用料 赤小豆100克，鲤鱼250克，大蒜、陈皮、姜片、盐各少许。

做法 先将赤小豆、鲤鱼洗净，与大蒜、陈皮、姜片、盐一起放入锅中，加适量清水，大火煮沸后改用小火炖烂即可。每日1剂，7日为1个疗程。

本偏方具有健脾益肾、行水消肿的功用，经常用于辅助治疗身体浮肿、经前水肿、肾炎水肿、孕妇水肿、乳汁不足等病症，因此对于脾肾两虚引起的肥胖有很好的效果。

中医认为，赤小豆性平味甘酸，具有健脾祛湿、清热利水、散瘀消肿的功效，主要用于治疗水肿、腹部胀满、脚气浮肿、小便不利等病症，是中医常用的一味利下身水湿的良药。现代药理研究分析，赤小豆含有蛋白质、粗纤维、钙、磷、铁、烟酸、维生素 B_1 等营养成分，有良好的润肠通便、降脂降压、调节血糖、预防结石、美容减肥的作用。

鲤鱼是一种人们非常熟悉的餐桌美味了，中医认为鲤鱼味甘性平，具有健脾健胃、利水消肿、清热解毒、减肥催乳等功效。鲤鱼所含的蛋白质非常丰富，而且质量也非常高，极易被人体吸收。所含的脂肪多为不饱和脂肪酸，可有效降低胆固醇，预防心血管疾病。此外，鲤鱼所含氨基酸、矿物质、维生素 A 和维生素 D 也是相当丰富的。

其他对症小偏方

绿豆薏米粥：薏仁、绿豆各30克，薄荷6克，冰糖15克。先将薄荷用水煎煮约30分钟，取汁去渣备用；将绿豆用开水浸泡后，煮至半熟；然后加入薏仁同煮至豆熟米烂；倒入薄荷水，加冰糖即成。此方具有利水消肿、健脾去湿的功效，适用于脾虚湿阻型肥胖者。

菊楂决明饮：菊花10克，生山楂片、炒决明子各15克。先将决明子打碎，同菊花、生山楂片一同放入锅中，加适量清水煎煮。代茶频饮，可酌加白糖调味。此方具有疏风平肝、润肠通便的功效，适用于气滞血瘀型肥胖者饮用。

清炒黄瓜：黄瓜250克，花生油20毫升，盐2克，大葱10克，生姜5克，味精1克。先将黄瓜洗净，切成片；大葱、生姜分别洗净，大葱切段，生姜切片；锅内倒入油至七成热时，放入葱段、姜片，煸炒几下，然后倒入黄瓜，翻炒一会儿，最后放入盐、味精即可。此方具有清热解毒、利水消肿的功效，适用于胃热湿阻型肥胖者。

其他居家养疗法

1. 选取足部肾、输尿管、膀胱反射区，各按摩2分钟。

2. 选取足部垂体、肾上腺、甲状腺、甲状旁腺反射区，各按摩2分钟。

3. 选取足部胃、脾、十二指肠、小肠、直肠反射区，各按摩2分钟。

4. 选取足三里穴、三阴交穴、涌泉穴，分别按揉各穴位50~100次。

5. 按摩腰背部，一般按摩10分钟左右，后背部、后腰部、臀部按摩主要以按、揉、点为主，手法宜重。

6. 按摩胸腹部，每次10分钟为宜，以推、按、拿手法为主，可促进心肺功能增强，促进肠的蠕动、腹肌的收缩，使脂肪转化为热量而得到消耗，从而减少胸部和腹部脂肪的堆积。

生活调养小提示

1. 养成良好的饮食习惯，多吃富含粗纤维的食物，避免过量摄入脂肪。

2. 补充水分，可加速血液循环，促进新陈代谢，有利于减肥。

3. 保证足够的运动量，可以选择散步、骑车、瑜伽等温和的运动。

免疫力低下小痛小病都来找，
竹荪银耳汤提高免疫力好帮手

所谓免疫力就是指机体抵抗外界侵袭，维护身体内环境稳定性的能力，是人体自身的防御体系。在生活中，空气中充满了各种细菌、病毒、支原体、衣原体等病原微生物，而免疫力在正常情况下可以有效抵制它们侵袭人体，从而保证健康。但是当人体的免疫力下降时，就会招致细菌、病毒、真菌等的感染。所以说，抵抗力的强弱是影响身体是否会感染疾病的关键。抵抗力低下可分为原发性和继发性两类，其中原发性抵抗力低下多与遗传有关，而继发性抵抗力低下多是由于受到外界病毒感染、长期失眠、营养不良、药物等因素引起的。本病可发生在任何年龄段的人群中。主要表现为经常性的感冒，经常感到疲惫，肠胃功能差，容易受到传染病的侵袭，伤口容易感染等症状。在通常情况下，免疫力低下的人比正常人更容易感染疾病，因此提高免疫力才能有个好身体。

竹荪银耳汤

特荐偏方

用料 干竹荪 25 克，干银耳 20 克，冰糖 200 克。

做法 先用清水将竹荪、银耳分开泡发，摘蒂去泥洗净；然后将竹荪切成 5 厘米的长段，同银耳用温水清洗几遍；最后将冰糖用水溶化后，再将竹荪、银耳放入糖水中煮熟，装碗即成。

竹荪银耳汤是一道营养非富的药膳，其汤汁清亮，竹荪松脆，银耳细糯，香味浓郁，滋味鲜美。竹荪是一种名贵的食用菌，竹荪含有多种氨基酸、维生素、多糖以及铁、磷、钾、镁、锌、硒等多种矿物质，具有提高机体免疫力，保护肝脏、减少脂肪堆积，从而起到降脂降压的作用。

中医认为，竹笋性寒味甘，具有滋阴养血、益气补脑、化痰止咳、宁神健体等多种功效，对于肥胖者、脑力工作者、高血压、高脂血症、免疫力低下、肿瘤患者具有良好的食疗效果。

银耳素有"菌中之冠"的美称，是人们生活中常用的食材之一，经常用来凉拌、煲汤、炖食等。银耳的营养相当丰富，含有蛋白质、脂肪和多种氨基酸以及矿物质，具有提高肝脏解毒能力，保护肝脏，防止钙流失，增强机体免疫力等作用。中医认为，银耳也是一味滋补的良药，具有润肠益胃、补脑安眠、清热润燥等功效，对于病后体虚、气短乏力、虚劳咳嗽等病症有良好的辅助治疗作用。

其他对症小偏方

天麻炖乌鸡：乌鸡 1 只，天麻、川芎、白茯苓各 10 克，姜片 5 克，料酒 10 克，盐适量，香菜段少许。先将乌鸡放入开水中焯去血沫；天麻、川芎、白茯苓洗净后放入鸡腹中，再用线缝好口；然后把乌鸡放入锅中，加入姜片、料酒和适量清水，用大火烧开后改用小火炖 1 小时，放入盐再炖 20 分钟至乌鸡熟烂，撒上香菜段即可食用。此方具有滋阴补肾、益肝补虚的功效，适用于免疫力低下的人食用。

其他居家养疗法

点揉风池穴：用两手中指用力点住风池穴，使之有较重的酸胀感，然后用指头揉动 10 次。

揉大椎穴：用食指和中指，用力按住大椎穴后揉动 100 ~ 200 次。在按揉过程中，可用两手交替揉。

提拿肩井穴：用拇、食、中三指，提拿肩井穴，以感觉有酸胀感为宜。

擦点迎香穴：用两手中指摩擦鼻两侧 10 次。然后用中指用力点住迎香穴，使之有酸胀感，再慢慢揉动 10 次。

衰老在所难免，二子延年茶来增寿

生老病死是自然界的永恒不变的规律，衰老则属于正常的生理现象。一般情况下，随着年龄的不断增长，人体内的新陈代谢减慢，身体器官的功能逐渐衰退，形体外观、内脏活动均会出现衰老的迹象。虽说衰老是必然要经历的过程，但衰老的早晚却是因人而异的。换句话说，衰老是无法避免的，但我们可以让衰老迟些到来，所以延缓衰老、尽享天年并不是异想天开的事儿，而是大家追求的人生目标。

中医认为，年老之人，萎瘁为常。也就是说，当人体脏腑机能萎瘁，外表、体窍上就会发生衰老、退化的表征，甚至连脏腑组织、四肢百骸的功能都会开始衰退。具体来说，衰老的原因主要有以下三个方面：

肾虚致衰老　《黄帝内经》认为："夫精者生之本"。人的生、长、壮、老、死均与肾气的盛衰情况密切相关。肾乃先天之本、五脏之本，肾虚则意味着肾中精气亏损，也就是导致衰老的根源所在。日常生活中，若是房事不节、生活不规律、不良嗜好、久病劳伤、情志失调等均会引起肾虚。

脏器致衰老　《黄帝内经》认为，人体在 40 岁之后，每隔 10 年，将会有一脏器衰老。其中，脾乃后天之本，是气血生化的根源。气血是人体生命活动的物质基础，是精气神的根本、是五脏六腑之源，故气血充足则会健康长寿、气血亏虚则易致病衰。所以，从某种角度说，脾虚、气血衰弱均会导致衰老。

阴阳失调致衰老　《黄帝内经》中认为："阴平阳秘，精神乃治"，"不知用此则早衰之节也"，"生之本，本于阴阳"。可见，阴阳平衡则健康长寿、阴阳失衡则容易导致生病、衰老等。

人体衰老的原因也不完全在此，而是由内外因综合引起的。要想延缓衰老、抗击衰老，最好的办法就是滋补肝肾，使人体阴阳平衡。

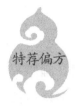

特荐偏方

二子延年茶

用料 枸杞、五味子各 10 克。

做法 将枸杞、五味子捣烂成细末，倒入茶壶中，倒入沸水，冲泡，加盖闷 3 分钟左右。每日 1 剂，代茶频饮，连服 30 日。

五味子性温，味道比较丰富，具有辛、甘、酸、苦、咸等味，有益于生津、补气、收敛固涩等。枸杞具有滋补肝肾、补虚生精之功。二者搭配在一起，可延年益寿、抗击衰老，尤其对更年期综合征以及骨质疏松症均有显著疗效。

 其他对症小偏方

红花绿豆饮：取红花、杏仁、陈皮、绿豆各 10 克。将上述药物混合，碾压成细碎末，倒入适量沸水冲泡，加盖闷 5 分钟左右，调入蜂蜜拌匀即可。温服，每日 1 剂，连服 10 日。本方有利于疏肝解郁、活血理气，进而抗击衰老，发挥增寿之功。

其他居家养疗法

搓手运动法：①一手手掌张开、伸直，用另一手指交叉搓按指侧，反复操作 12 次，换手继续做；②再用一手拇指从另一手的掌根向指尖方向推按小鱼际与大鱼际，反复进行 12 次，再换手继续做；③一手拇指向指尖方向推按另一手，沿着手掌根部一直推按至中指尖即可，每次坚持做 6 次，换手继续操作。

腿部运动法：平躺，两腿悬在半空中，分别使其成 90°、45°、30°，每个角度大约停留 30 秒钟，时间越长越好。

夜间入睡困难睡眠差，
可用龙眼冰糖茶来助眠

　　失眠是生活常见的病症，是指睡眠的发生或维持出现障碍，睡眠品质不能满足生理需求，以致影响日常生活及健康的一类病症。说到夜间失眠，显然已经成为社会的"大众病"，虽然不算什么大病，但是对人们的正常生活、工作、学习和健康也存在着一定的影响。如果长时间处于夜不能眠的状态，不仅会给人带来精神上折磨，还会诱发一些诸如心悸、胸闷、眩晕、头痛等病症。导致失眠的原因有很多，主要表现在三个方面：一是受外界环境影响导致失眠，比如刚去异地，气温骤变，噪声过大等；二是某些疾病也会干扰正常的睡眠，如牙痛、哮喘等；三是自身的心理素质也会引起睡眠障碍，比如心情过度紧张、悲伤、兴奋等。

　　失眠在中医学称为"不寐"，认为失眠主要是由于机体脏腑阴阳失调、气血失和，以致心神不宁所致，并将失眠分为四种类型。

　　肝郁化火 多是由恼怒烦闷而生，主要表现为少寐、急躁易怒、目赤口苦、大便干结等症状。治疗以清肝泻热、佐以安神为原则。

　　阴虚火旺 这种类型的失眠多是因为身体虚弱，纵欲过度，使肾阴耗竭，心火独亢引起的。主要表现为心烦不寐、五心烦热、耳鸣健忘。治疗上以滋阴降火、养心安神为主。

　　心脾两虚 这种类型的失眠多是由于年迈体虚，劳心伤神或久病大病之后，引起气虚血亏所致。主要表现为多梦易醒、头晕目眩、神疲乏力、面黄无光等症状。主要表现为补益心脾、养心安神为原则。

　　心胆气虚 这种类型的失眠是由于突然受惊，或耳闻巨响，目睹异物，或涉险临危所引起的。主要表现为噩梦惊扰、夜寐易醒、胆怯心悸、遇事易惊等症状。在治疗上以益气镇惊、安神定志为主。

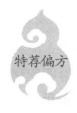

龙眼冰糖茶

用料 龙眼肉 25 克，冰糖 10 克。

做法 先把龙眼肉洗净，同冰糖一起放入杯中，用沸水冲泡后，加盖闷一会儿即可饮用。每日 1 剂，随冲随饮，随饮随添加开水，最后吃龙眼肉。

此茶具有补益心脾、安神益智的功效，可用于治疗心脾两虚型失眠所引起的精神不振、少寐多梦、心悸健忘等症。

龙眼又叫桂圆，是我国南方的一种特色水果。其鲜果肉质鲜嫩、色泽晶莹、香味浓郁、鲜美可口，是营养丰富的佳果。干果则是中医学里常用的一味药材。龙眼自古就被视为补益佳品，在《神农本草经》《本草纲目》等著名的中药书籍都有详细的记载。中医认为，龙眼味甘性温，具有补心健脾、养血安神、补精益智等功效，可用于治疗心血不足、心悸怔忡、失眠健忘、贫血等病症。现代医学研究表明，龙眼富含葡萄糖、蔗糖、蛋白质、脂肪、多种维生素和腺嘌呤、胆碱等成分，不仅可以防止老年人常见的高血压、高脂血症、冠心病，还可治疗病后体弱或脑力衰退，尤其对于熬夜及脑力劳动者耗伤心脾气血的情况更为有效。龙眼的用法也有很多种，直接食用、泡茶、炖汤、浸酒、入药、煲粥等，而且在民间有不少用龙眼入药膳的妙方。此外，因龙眼性温，很适合在冬天滋补身体使用。但是有上火发炎症状的时候不宜食用；体内有痰火或阴虚火旺的人以及湿滞停饮的人也应忌食。

 其他对症小偏方

红枣蒸猪心：猪心 1 个，红枣 15 克。把猪心剖开，将红枣放入其中，然后放在碗中，加入适量清水，放入笼中蒸熟即可。每日食用 2 次。此方具有安神定惊的功效。主要用于治疗心胆气虚型失眠。

蒸银耳鸽蛋：银耳 20 克，鸽蛋 6 个，茯苓 15 克，淀粉 10 克，料酒 15 克，植物油 10 克，味精 1 克，盐 1 克。先把银耳放入温水中发好，去根，清洗干净备用；把茯苓研成末，兑入 50 ~70 毫升的清水，放入锅中熬煮 20 分钟，除去杂质备用；把鸽蛋清洗干净，打入抹好油的模子内，同时把银耳镶在鸽蛋上，上笼蒸 10 分钟取出放在盘内备用；把植物油、调料、煮好的茯苓汁放入锅中，煮沸后，勾芡，淋于银耳上即可。每日服用 1 次。此方具有滋阴补肾、养心安神的功效，主要用于治疗阴虚火旺型失眠，同时还可以治疗健忘、头晕眼花、脾胃不合等症。

龙胆竹叶粥：龙胆草 3 克，竹叶 15 克，粳米 100 克，冰糖适量。先将龙胆草、竹叶用水煎，过滤去渣取汁备用。粳米加适量清水煮粥，半熟后加入药汁，煮至米烂粥稠，加冰糖调味，代早餐服食。此方具有清肝泻火、清心除烦的功效，适用于治疗肝郁化火型失眠。

其他居家养疗法

头部按摩：先把两手互相搓热，然后用两手搓脸，再用中指按摩印堂穴，从下向上搓 30 次；再用两手中指，沿着两边的眉毛从眉心抹到眉梢，做 30 次，以这些部位感到酸胀为宜。

足底按摩：选取涌泉、太溪、太冲、三阴交穴。先擦按涌泉穴 5 分钟，以局部感觉发热为度，每分钟 80 次左右为宜；点按太冲、太溪、三阴交穴，各穴位 10 ~ 30 次，力度以酸胀为宜。

生活调养小提示

1. 学会调整情绪，保持乐观的心态。

2. 饮食上多吃一些补气血的食物，如牛羊肉、鸡肉、龙眼等。

3. 睡觉前适当补充点具有养心的食材，如龙眼茶、莲藕粉、小米红枣粥等。

4. 及时改正不良的生活习惯，养成规律、健康的生活习惯，避免出现过度劳累、经常熬夜等坏毛病，并且注意劳逸结合。

用脑过度易健忘，
常饮核桃枸杞山楂汤

　　健忘是指记忆力差、遇事易忘的症状。引起健忘的原因主要有两个方面：一是现在电子产品的频繁使用，使得很多上班族过分地依赖电脑、手机等，从而使得大脑得不到思考的锻炼造成的；另一方面是由于大脑过度疲劳，得不到适当的休息，使得大脑长期处于弱兴奋状态，无法记忆固化造成的。主要表现为白天容易头昏，夜间睡眠不好，失眠，多梦，易醒，记忆力下降。

　　中医认为健忘多是因为思虑、劳累过度导致心脾亏损，或者因年老精气不足，致使大脑失去所养导致的。中医将其分为以下四种类型。

　　心脾气血两虚 主要表现为记忆力减退，或健忘前事，精神疲倦，食少腹胀，心悸不寐等症状。此型健忘应以补脾益气、补血养心为主。

　　阴虚火旺 主要表现为健忘，多梦不寐，烦躁，午后潮热，盗汗等。此型在治疗上以滋阴降火、补益心肾为原则。

　　肾精不足 主要表现为健忘，精神萎靡不振，腰酸乏力。此型治疗以补肾填精为主。

　　痰瘀内阻 表现为健忘，头晕头痛，身体困乏沉重，胸闷不思饮食，心悸不宁等症状。此型治疗以祛痰化瘀为主。

核桃枸杞山楂汤

特荐偏方

用料 核桃仁500克，枸杞、山楂各30克，菊花12克。

做法 将核桃仁洗净，晒干，研成末；枸杞、山楂、菊花用水煎取汁；将药汁倒入锅中，放入核桃粉，煮沸即可。代茶常饮，连服3～4周。

这道药膳汤具有滋阴补肾、安神补脑的功效，有利于改善记忆力和睡眠不足的现象，特别是对于阴虚火旺型健忘有很好的辅助治疗效果。

核桃是世界著名的干果之一，其营养丰富，深受老百姓喜爱，有"万岁子""长寿果""养生之宝"的美誉。核桃中含有对人体极为重要的赖氨酸，对大脑特别有好处，能有效改善人的记忆力。所以，当因工作压力大而出现头晕、健忘、心悸等症状的人，不妨每天吃几颗核桃试试。

枸杞也是人们经常使用的药材之一。中医认为枸杞味甘性平，具有养肝、滋肾、润肺等功效，而且还富含多种微量元素和维生素，能滋阴护眼，增强免疫力，是历代医家治疗肝血不足、肾阴亏虚引起的视物昏花和夜盲症的常用中药之一。

自古以来，山楂就是健脾开胃、消食化滞、活血化瘀的良药。山楂含有丰富的维生素C、胡萝卜素、淀粉、苹果酸、枸橼酸、钙和铁等物质，具有降血脂、强心和抗心律不齐等作用。中医认为，山楂味酸甘性微温，具有消食健胃、行气散瘀的功效。

其他对症小偏方

枸杞女贞酒：核桃仁300克，枸杞、女贞子、莲子各200克，红枣50克，低度白酒1000毫升。将以上材料一起装入瓶中或罐内，加入白酒，酒应超过药材约3厘米，封口。每天搅动1次，1天后酌加蜂蜜，每天适量饮用。此方具有补肾益精、补血安神的功效，主要用于因肾精亏虚引起的失眠健忘、脑髓不充、头晕耳鸣等症状。

远志枣仁末：酸枣仁、远志各30克。用远志、酸枣仁研为末，混合均匀，每次服用1匙，饭后用酒送服，每天3次。此方具有祛痰开窍、宁心安神的功效。主要用于治疗痰瘀内阻引起的心神不安，惊悸失眠，健忘。

神经衰弱别轻视，
缓解就用芹菜枣仁汤

　　现在的上班族，生活节奏快、工作压力大，很多人都会有或轻或重的神经衰弱症状。神经衰弱是一种以大脑和身体功能衰弱为主的神经症疾病，以易于兴奋又易于疲劳为特征，常伴有紧张、烦恼、易激动等情绪症状及肌肉紧张性疼痛、睡眠障碍等生理功能紊乱症状。其发病的因素多是精神受到创伤、过度劳累、饮食不节等引起大脑功能失调，继而出现神经紊乱，导致神经衰弱的一系列症状的产生。本病多见于脑力劳动者，而且常与人的体质因素有关。

　　本病属于中医学"不寐""郁证"范畴，致病原因常与人的七情有关，即：喜、怒、忧、思、悲、恐、惊，尤其与长期精神抑郁、思虑过度、精神紧张关系最为密切。由于情志内伤，往往导致脏腑气血阴阳失调，从而出现一系列神经衰弱的症状。中医将其分为以下三种类型。

　　肝气郁结型　此型患者的症状主要是心悸心烦、急躁易怒、失眠多梦。在治疗上以清肝泻火、养心安神为原则。

　　气血两虚型　此型患者主要症状为心悸失眠、梦多易醒、头晕健忘、食欲不振、精神倦怠。治疗宜以健脾益气、补血养心为主。

　　心肾不交型　此型的患者主要症状为心悸不宁、虚烦不眠、健忘盗汗、腰酸膝软、遗精。治疗应以滋阴清热、交通心肾为主。

特荐偏方

芹菜枣仁汤

用料　鲜芹菜 90 克，酸枣仁 8 克。

做法　将芹菜洗净，切成段；然后与酸枣仁一起放入锅中，加适量清水共煮成汤，去掉芹菜和酸枣仁渣，饮汤即可。

芹菜枣仁汤是一道药膳汤饮，这款药膳的主要食材是芹菜和枣仁，口味鲜美，具有平肝清热、养心安神的功效，是辅助调理肝气郁结型虚烦不眠、神经衰弱引起的失眠健忘、血压高时头晕目眩等病证之常用方。

酸枣仁别名枣仁，在安神、失眠方面有其独到的、显著的疗效，被誉为"东方睡果"。中医认为酸枣仁性平味甘，具有宁心安神、滋阴养肝、敛气止汗的功效，主要用于治疗虚烦不眠、惊悸多梦、体虚自汗、盗汗等症状。现代医学研究表明，酸枣仁含有生物碱、皂苷和黄酮等多种药理成分，具有镇静催眠、抗惊厥、增强免疫功能、抗衰老等作用。由此可见，不论是古代的名医名家，还是现代的技术研究，都表明酸枣仁能有效解决失眠，舒缓紧张、焦虑、抑郁情绪，缓解记忆力减退，神经衰弱等不适症状，帮助人们真正实现自然健康的睡眠。

中医认为，芹菜性凉味甘，具有平肝清热、祛风利湿、除烦消肿、凉血止血、润肺止咳等功效。入药用时，既可水煎饮服，也可捣汁外敷，可辅助治疗神经衰弱引起的头痛失眠等症。而且芹菜中富含蛋白质、碳水化合物、胡萝卜素、B族维生素、钙、磷、铁、钠等营养物质，叶茎中所含药效成分芹菜苷、佛手苷内酯和挥发油，具有降血压、降血脂、防治动脉粥样硬化的作用，对神经衰弱、月经失调有辅助食疗作用。

其他对症小偏方

龙眼酒：龙眼肉 100 克，红酒 1000 毫升。先将龙眼肉切碎后装入瓶中，然后倒入红酒浸泡 15~20 天即可饮用。每日 2 次，每次服用 10~20 毫升。此方具有补益心脾、养血安神的功效，主要用于治疗心脾两虚型神经衰弱引起的贫血、失眠、健忘、惊悸等症状。

枸杞山药炖猪脑：猪脑 50 克，山药 20 克，枸杞 10 克，盐 1 克。把山药和枸杞一起用纱布包好，然后与猪脑一起放入锅中，加适量清水，先用大火煮沸后，改用小火炖煮，快熟时放入盐调味即可。每天 1 次。此方具有补肾益精的功效，主要用于治疗心肾不交型神经衰弱。

经常口干舌燥，
常饮莲子心甘草茶

口干舌燥是日常生活中人们经常会遇到的现象，而大多数人一旦感觉口干舌燥，马上想到的就是多饮水解渴。其实并不是所有的口干舌燥都是由于缺水口渴引起的，经常性的口干舌燥也许是罹患上某些疾病的信号，比如腮腺炎、口腔炎症等口腔疾病都可导致口腔腺体病变而使唾液减少；糖尿病患者早期最为常见不适就是口干舌燥了。因此，一旦发现口干舌燥，而且饮水后也不能解决，就要引起注意了。

口干的发生，通常与唾液的分泌减少密切相关。唾液具有保持口腔湿润、抗菌消炎等作用，正常人在没有受到刺激的情况下每分钟约产生1毫升唾液，每天的分泌量为 2000 ～ 3000 毫升，但是当受到刺激或者发生病理变化后就可影响唾液的分泌，从而导致口干舌燥。唾液腺疾病是造成口干舌燥最常见的原因。

中医认为，口干舌燥多是由于肝肾阴虚、津液不能上承引起的，抑或者是由于热盛津伤、煎灼津液导致的。中医把口干舌燥分为肾阴亏虚型、脾胃虚弱型、脾胃实热型、阴虚火旺型四种类型。

肾阴亏虚型 主要表现为口干且喜欢饮水，尿多，腰膝酸软，常伴有心烦头昏等症状。治疗应以滋阴补肾为主。

脾胃虚弱型 主要表现为口干不喜饮水，食量减少，消化欠佳等症状。治疗上以健脾益胃为主。

脾胃实热型 主要表现为口渴多饮水，且喜欢冷饮，尿黄，大便干燥，脾气急躁，心烦失眠等症状。治疗应以清热降火为主。

阴虚火旺型 表现为口渴多饮，失眠多梦，大便干燥，小便黄，手足心热等症状。治疗应以滋阴降火为主。

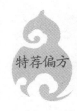

莲子心甘草茶

用料 莲子心 2 克，生甘草 3 克。

做法 先将莲子心用开水冲洗干净，生甘草洗净并切成小片或研磨成粉末状。然后将其一起放入茶杯中，用开水冲泡，闷 5 分钟，代茶频饮。

莲子心甘草茶，是将莲子心和甘草一起泡茶饮用，主要用于治疗阴虚火旺所致的烦躁不眠、口干舌燥等症。因其茶味苦涩，所以在饮用时可以酌加冰糖或者白糖调味。经常饮用，还可以预防口干舌燥、虚火上升、嗓子疼痒、声音嘶哑等症状。

莲子心，又称莲心，是一味清热除烦的良药，在民间常用其泡茶饮用。中医认为，莲子心味苦性寒，具有清心去热、消暑除烦等功效。对于心肾不交、阴虚火旺所引起的失眠、口干舌燥具有非常好的疗效。

中医认为，甘草性平味甘，具有补脾益气、清热解毒、祛痰止咳、缓急止痛、调和诸药的功效，常用于脾胃虚弱，咳嗽痰多等病症。

其他对症小偏方

参芪麦梅汤：太子参、茯苓各 20 克，沙参、玉竹各 15 克，五味子 10 克，黄芪、山药各 30 克。将以上各味药材放入锅中，煎服，每日 1 剂，早晚分服。此方具有健脾益胃、养阴生津的功效，适用于脾胃虚弱所致的口干舌燥。

嚼枸杞子：枸杞 10 克。先将枸杞洗净，然后嚼碎吞服，每晚 1 次。此方具有滋补肝肾、生津止渴的功效，适应于肾阴亏虚型口干舌燥。

双冬鸭肉粥：天门冬、麦冬各 10 克，鸭肉 100 克，粳米、姜、盐各适量。将鸭肉洗净切块，天门冬、麦冬洗净，然后与鸭肉、粳米、姜片一起放入锅中，加适量清水，大火煮开后，改用小火煮至米烂鸭肉酥，最后加入盐调味即成。此方具有滋阴养胃、润燥清火的功效，适用于脾胃实热型口干舌燥。

第七章

日常滋补用偏方，安全便捷好处多

　　精、气、血、津液是构成人体和维持人体生命活动的基本物质，它们既是人体脏腑功能活动的物质，也是脏腑功能活动的产物。它们之间相互依存，相互影响。所以有"气为血之帅"，"血为气之母"，"精依气而生，气由精而化"，"津血同源"等一系列的说法。当其中一方面失常就会波及到其他三方面，造成机体功能失常，从而出现各种病症。因此，日常生活中的滋补调养也是非常必要的。

　　本章从气、血、阴、阳四个方面入手，从中医学的角度分析了出现问题后的相应症状，并根据症状分别推荐了对症调养的偏方，帮助大家在日常生活中补血、补气、滋阴、温阳，让您在生活中更加容光焕发，精神抖擞。

人见人爱的家庭补血养血方

　　人体的各种生理功能是要靠新陈代谢完成的，那么在这个过程中需要血液把各种营养物质输送到身体的各个部位，不断地对全身各脏腑组织器官起着充分的营养和滋润作用，以维持正常的生理活动。如果人体血液亏虚，那么血液对人体的滋养作用就会减弱，人体就会出现贫血的状态，这也就是中医学的"血虚证"。

　　所谓"血虚"，就是指体内阴血亏损的病理现象。造成血虚的原因有很多，可能是由于失血过多造成的，也有可能是久病或过度劳作使阴血虚耗造成的，或者是脾胃功能失常，五谷杂粮的精华不能生成血液造成的。中医将血虚证分为心血虚证和肝血虚证。

　　心血虚证 主要是由于血液亏虚，导致心脏失去濡养所致。表现为心悸，失眠，多梦，头晕眼花，健忘，面色淡白或者萎黄。此证在治疗上以养血宁心为主。

　　肝血虚证 主要是由于肝血的滋养功能减退或者失调所致。表现为肢体麻木，关节伸屈不利，头晕眼花，眼睛干涩，视物模糊，月经量少或闭经。此证在治疗上以滋阴养血、补益肝肾为主。

　　由于血液是人体生命活动的重要物质基础，它含有人体所需要的多种营养物质，对全身各脏腑组织起着营养作用。如果由于某种原因引起气血亏虚使脏腑失去濡养或血不载气，就可能出现一系列的病症。所以，对于血虚体质的人群一定要及时补血，补血能使脏腑组织得到血液的充分濡养，使脏腑组织的功能恢复正常。特别是女性，由于生理特点，很容易造成血虚，所以在日常生活中更应该注意补血。

经典补血药食

当归：当归是一味常用且经典的补血中药。中医认为，其性温味甘辛，

174

归肝、心、脾经，具有补血活血、调经止痛、润燥滑肠的功效，主要用于治疗一切血虚证、月经不调、闭经痛经、虚寒腹痛、肠燥难便等症。

地黄：中医认为，地黄性凉味甘苦，归心、肝、肾经，具有滋阴补肾、养血补血、凉血止血的功效。其中，熟地黄主要用于肝肾阴虚、血虚萎黄、月经不调、腰膝酸软等症状的治疗；而生地黄主要作用是养阴生津，常用于阴虚内热的治疗。

制何首乌：中医认为，制何首乌性温味甘，入肝、肾经，具有滋阴养血、益肝益肾的功效，常用于治疗血虚引起的头晕目眩、心悸失眠；肾阴虚引起的腰膝酸软、须发早白、耳鸣等症。

龙眼：中医认为，龙眼性温味甘，归心、脾、肺经，具有补心脾、益气血、健脾胃的功效，常用于因心脾虚弱引起的头晕失眠、病后产后体虚等症。

红枣：中医认为，红枣味甘性温，归脾、胃经，具有补中益气、养血安神，健脾和胃的功效，常用于脾胃虚弱、气血不足、倦怠无力、失眠等病症的保健和治疗。此外，红枣营养丰富，有提高人体免疫力、预防骨质疏松、防治贫血、扩张血管、改善心肌功能等多种作用。

白芍：白芍是一味常用补血药。中医认为其性微寒、味苦酸，归肝、脾经，具有柔肝止痛、养血调经的功效，常用于血虚引起的头晕乏力、心悸失眠、月经不调、肢体麻木等症。

乌鸡：乌鸡是一种营养价值极高的滋补品，被称作"黑了心的宝贝"，是补虚劳、养身体的上好佳品。中医认为，乌鸡性平味甘，归肝、肾经，具有补肝益肾、生精养血的功效，特别适用于体虚血亏、肝肾不足、脾胃不和的人食用。

阿胶：中医认为，阿胶性平味甘，归肝、肾、肺经，具有补血滋阴、润燥、止血的功效，常用于血虚萎黄、眩晕心悸、心烦不眠、肺燥咳嗽以及多种出血症及燥症。

特荐对症偏方

红枣首乌粥

材料：制首乌 3 克，粳米 100 克，红枣 5 枚。

做法：将红枣洗净，去核，切片；制首乌洗时虫净，烘干研成末。然后把粳米放入锅内，放入制首乌粉、红枣，加入适量清水，用大火烧沸，小火煮 40 分钟即成。

用法：每日 1 次。

功效：补肝益肾、养血理虚。

五红汤

材料：枸杞、红豆、红皮花生各 20 粒，红枣 5 粒，红糖 2 勺。

做法：将以上所有材料一起放入瓷罐中，加适量清水，放入锅中隔水蒸煮，待锅里水开后，再用小火蒸 20 分钟即可。

用法：温时饮用，早晚各 1 杯。

功效：补血养颜。

莲子龙眼汤

材料：莲子、龙眼肉各 30 克，红枣 20 克，冰糖适量。

做法：将莲子泡发后去皮、心、洗净后，与龙眼肉、红枣一同放入锅中，加适量清水，煎煮至莲子酥烂，加冰糖调味。

用法：睡前饮汤吃莲子、红枣、龙眼肉，每周服用 1 ~ 2 次。

功效：养血益脾、补心安神。

南瓜黑米粥

材料：南瓜 200 克，黑米 150 克，红枣 60 克。

做法：将南瓜洗净，去柄，切开，取出种子切片，将黑米、红枣洗净，一起放入锅内，加适量清水，先用大火煮沸，后改用小火，煮至米烂即可。

用法：当主食或者点心食用。

功效：补虚补血、健脾暖胃。

当归红茶

材料：当归 10 克，红茶 8 克。

做法：当归去渣洗净，放入锅中，加适量清水，大火烧开，加入红茶小火煮 30 分钟，过滤取汁。

用法：代茶频饮。

功效：养血补血。

葡萄红枣茶

材料：红葡萄 10 克，红枣 6 颗，红茶适量。

做法：将红葡萄、红枣分别洗净，与红茶一起放入锅中，加适量清水煎煮 10 分钟即可。

用法：代茶频饮。

功效：滋阴养血。

枸杞芍茶

材料：枸杞 5 克，白芍 3 克，绿茶 3 克，冰糖 10 克。

做法：将所有材料放入杯中，用开水冲泡，冲饮至味淡即止。

用法：代茶饮。

功效：养血柔肝。

熟地茶

材料：熟地黄 10 克，绿茶 3 克。

做法：将熟地黄去渣洗净，然后加水煎煮 30 分钟，取汁泡绿茶饮用，冲饮至味淡为止。

用法：代茶饮。

功效：滋阴养血。

香酥参归鸡

材料：鸡 1 只，党参 20 克，熟地黄 15 克，白术、当归、姜、花椒各 10 克，葱 15 克，绍酒 50 克，植物油、盐各适量，五香粉少许。

做法：将党参、白术、当归、熟地去渣，烘干，研成粉末；鸡宰杀后取出内脏，宰去足爪，洗净。盐、绍酒与中药末调匀，抹在鸡身内外，与葱、姜、花椒一起放入碗内，加笼蒸熟透，去掉姜、葱、花椒，炒锅置旺火上，倒入植物油烧至七成热，将鸡放入油锅炸成金黄色，至皮酥捞出即可。

用法：佐餐食用。

功效：补血活血、补脾益气。

乌鸡糯米粥

材料：乌鸡 1 只，糯米 200 克，葱白 3 根，花椒、盐各适量。

做法：将乌鸡宰杀，拔毛，除去内脏，洗净切块，放入沸水中焯烫一下，去其血污及腥味，捞出沥净水，再入锅将其煮烂；将糯米淘洗干净，葱白洗净切段备用；将糯米及葱段、乌鸡、花椒、盐一起煮粥，粥熟即成。

用法：佐餐食用。

功效：益气养血。

当归生姜羊肉汤

材料：羊肉 250 克，当归 30 克，生姜 50 克。

做法：羊肉用清水洗净后再用生姜爆炒，当归则以纱布包裹，再与爆炒好的羊肉一起煮汤。

用法：每日分 2 次服完，每周 1~2 次。

功效：补气养血、温中暖肾。

麦冬芝麻糖

材料：麦冬 100 克，黑芝麻、蜂蜜、冰糖各 300 克。

做法：将黑芝麻淘净，用大火炒，倒出冷却研碎；麦冬去心洗净，浸泡 1 小时；然后将麦冬及其浸液、芝麻、蜂蜜、冰糖一同倒入锅中，大火隔水蒸 3 小时离火即可。

用法：每日 1 次，分数次服完。

功效：滋补阴血。

当归补血汤

材料：红蟹 750 克，当归 10 克，黄芪、枸杞、杜仲各 50 克，黑枣 100 克，米酒 250 克。

做法：红蟹洗净、起壳、去鳃，切块；然后将切好的红蟹放入锅内，加入当归、黄芪、枸杞、杜仲、黑枣及适量清水，再加入米酒，用小火焖煮约 1 小时即可。

用法：每日 1 次。

功效：补气生血、滋补肝肾。

乌贼桃仁汤

材料：鲜乌贼肉 250 克，桃仁 15 克，黄酒、酱油、白糖各适量。

做法：先将乌贼肉洗净，切成条备用；桃仁洗净，去皮；然后把乌贼肉、桃仁放入锅中，加适量清水，大火烧沸后，放入黄酒、酱油、白糖，再改用小火煮至肉熟烂即成。

用法：佐餐食用，每日1次。女性在月经前连用3日。

功效：养血活血、调经。

当归地黄酒

材料：熟地黄50克，当归50克，黄酒500毫升。

做法：将上述2味药材一起捣成粗末，然后放进锅中，倒入黄酒，用大火烧沸后改用小火煮1小时，然后过滤去渣取汁，装瓶备用。

用法：每次20毫升，每日3次，将酒温热，空腹服用。

功效：补血止血。

当归红花酒

材料：当归30克，红花20克，丹参、月季花各15克，米酒1500毫升。

做法：将上述4味药材研成细末，装入白纱布袋内；然后放进干净的器皿中，倒入米酒浸泡，封口，待30日后开启，去掉药袋，澄清后即可饮用。

用法：每次15~30毫升，每日2次，将酒温热，空腹服用。

功效：理气活血、调经养血。

阿胶酒

材料：阿胶100克，黄酒500毫升。

做法：先将阿胶捣碎，置于黄酒中，用小火慢熬1小时，令其烊化后，装瓶备用。

用法：每次15毫升，每日2次，将酒温热，空腹服用。

功效：补血止血。

人参茯苓酒

材料：人参、茯苓、生地、白术、白芍各30克，川芎15克，龙眼肉120克，红曲30克，白酒2000毫升，冰糖250克。

做法：将前8种材料加工碾碎，装入纱布袋中，放白酒中密封浸泡，经常摇动，30天后开启，去药袋，过滤取汁，然后加入冰糖，拌匀，贮瓶备用。

用法：每次15毫升，每日2次，将酒温热，空腹服用。

功效：补气养血。

简单便宜的家庭补气益气方

体虚是身体出现的一个状态，通俗地讲就是身体不强健，比较虚弱，一般这种虚弱可以分为血虚和气虚两种。前面我们已经了解了关于血虚的问题，下面就一起来看看气虚又会引起怎样的情况。

中医认为，气是人体生命的原动力，是由肾脏中的精气、脾胃中吸收运化的水谷之气以及肺吸收大自然中的清气混合而成的，是人体最为基本的物质。如果这些元气充盈，外界的邪气就不会侵袭人体而引发疾病，但是当元气不足时就会引起一些列的变化及病症，就称作"气虚证"。引起气虚的原因有很多，有的是由于先天不足引起的；有的是由于饮食不调，造成营养不良引起的；有的是由于年老体弱引起的；有的是久病不愈或者过度疲劳引起的；亦或者是由于各脏腑功能衰退所引起的。中医学主要泛指身体虚弱无力，面色苍白无华，呼吸短促，四肢乏力，稍微动动就会出汗等表现出脏腑功能衰退的一系列症状。

气虚是最常见的亚健康状态，大多涉及体内五脏，因此可以从肺、肾、脾、心这几个方面入手，并对其辨证施治。

肺气虚 多是由于久咳不愈，劳逸不当或者悲伤过度伤及肺气所导致的。主要表现为咳喘无力、动则气短胸闷、痰液清稀、声音低微、神情疲惫、怕风盗汗等症状。此型多见于疾病的后期或者是慢性肺病，在治疗上一般以补益肺气为原则。

肾气虚 多是由于肾气亏虚，摄纳无力所导致的。主要表现为气短盗汗、倦怠无力、面色发白、早泄遗精、小便淋漓不尽、腰膝酸软等症状，在治疗上应以补肾固精为主。

脾气虚 多是由于饮食不节，劳累过度或者久病耗伤脾气所致。主要表现为不思饮食或饮食减少、腹胀、形体消瘦、倦怠乏力、大便稀溏、面色萎黄等症状。在治疗上应以健脾益气为主。

心气虚 多是由于心气虚损，导致功能减退，无力运血，心动失常所导致的。主要表现为心慌气短、胸闷乏力、多汗且动则加重等症状。在治疗上应以益气、安神、养血为主。

经典补气药食

人参：人参可谓是最为名贵的补气中药了。中医认为，其性微温味甘苦，归脾、肺、心经，具有补气固脱、健脾益肺、生津止渴、安神益智的功效，适用于久病体虚、心悸气短、心衰、神经衰弱等症。

黄芪：黄芪是一味补气常用中药。中医认为，其性微温味甘，归肺、脾、肝、肾经、具有补气升阳、益气固表、利水消肿的功效，适用于自汗、盗汗、浮肿、内伤劳倦、脾虚泻泄以及一切气衰血虚之症。

西洋参：中医认为，西洋参性凉味甘微苦，归心、肺、肾经，具有补气养阴、清热生津的功效，主要用于肺虚久嗽、咯血、肺痿失音、咽干口渴、虚热烦倦等症。

党参：中医认为，党参性平味甘，归脾、肺经，具有补中益气、健脾益肺，生津养血的功效，常用于气虚所致的倦怠乏力、气短心悸、饮食减少、便溏、气津两伤引起的口渴、气血两虚引起的萎黄、头晕等症。

太子参：中医认为，太子参性平味甘微苦，归脾、肺经，具有益气健脾、生津润肺之功效。常用于脾虚体倦、食欲不振、病后虚弱、气阴不足、自汗口渴、肺燥干咳等病症。

兔肉：中医认为，兔肉性凉味甘，入肝、大肠经，具有补中益气、凉血解毒的功效。适用于久病体虚、气短乏力的人食用。

灵芝：中医认为，灵芝性平味甘，归心、肝、肺、肾经，具有补气安神、止咳平喘的功效，因此可以治疗因气血不足、心神失养所导致的心神不宁、失眠多梦、健忘、体倦神乏、虚劳咳喘等病症。

牛肉：中医认为，牛肉性平味甘，归脾、胃经，具有补中益气、健脾益胃的作用。适用于中气下陷、气短体虚、筋骨酸软、久病贫血及面黄目眩的人食用。

特荐对症偏方

山药红枣粥

材料：山药 50 克，红枣 10 枚，粳米 100 克。

做法：将山药研成细末，红枣去核，同粳米一起放入锅中，加适量清水，煮粥即可。

用法：做早餐食用，连吃 3 个月。

功效：健脾益气。

参地小米粥

材料：小米 100 克，熟地黄 30 克，西洋参 10 克，冰糖适量。

做法：将西洋参与熟地黄加水煎后去渣取汁，然后将小米放入药汁中，用小火煮粥，将要熟时放入冰糖，待冰糖融化即可。

用法：佐餐食用，每日 1 次。

功效：补气养精。

黄芪糯米粥

材料：黄芪 30 克，糯米 100 克。

做法：黄芪用清水浸泡半小时，大火烧开后，改用中火煮 30 分钟，去渣取汁备用；然后在药渣中加入等量的清水烧开后煮 15 分钟，再次取药汁；再重复取药液一次后将煮过的黄芪药渣捞出扔掉。将三次的药汁放在一起，放入糯米，煮成稀粥即成。

用法：每天早晚温热各服 1 次，7 ~ 10 天为 1 疗程。

功效：益气健脾、升阳补中。

太子乌梅饮

材料：太子参、乌梅各 15 克，甘草 6 克，冰糖适量。

做法：将前 3 味药材用水煎取汁，加入冰糖。

用法：代茶饮。

功效：益气生津。

黄芪茶

材料：生黄芪 10 ~15 克，红枣 10 ~15 克。

做法：将黄芪和红枣加水煎煮 30 分钟后饮服，可反复煎泡代茶饮用。

用法：每日 1 剂，连续饮服 3 个月。

功效：补气升阳、固表止汗、健脾养血。

（山药兔肉汤）

材料：山药 30 克，兔肉 250 克，大枣 10 个。

做法：将兔肉洗净切成小块，然后放入锅中，加入山药、大枣倒入适量清水，煲汤即可。

用法：吃兔肉饮汤。1 个月为 1 个疗程。

功效：补中益气。

（灵芝炖乳鸽）

材料：乳鸽 1 只，灵芝 10 克，植物油、盐各适量。

做法：先将乳鸽洗净，切成块备用；灵芝洗净切片，然后一起放入锅中，加适量清水，用小火炖 2 小时，服用时加入盐调味即可。

用法：食肉喝汤，20 天为 1 个疗程。

功效：益气养阴。

（豆腐兔肉汤）

材料：嫩豆腐 200 克，紫菜 30 克，兔肉 60 克，大葱（切葱花）5 克，盐 3 克，味精 1 克，黄酒、淀粉各适量。

做法：将兔肉洗净，切薄片，加入盐、黄酒、淀粉拌匀；紫菜撕成小片，洗净；豆腐切厚片。锅中加适量清水，放入豆腐，大火煮沸后，放入兔肉煮 5 分钟，然后放紫菜、葱花稍煮，最后放入盐、味精调味即可。

用法：服食，每日 1 剂。

功效：补中益气。

（党参炖猪肚）

材料：猪肚 1 副，党参、枸杞、山药、干荔枝各 10 克，红枣、龙眼肉各 20 克，冰糖、盐各适量，白胡椒少许。

做法：先将猪肚洗净，放到开水中煮 5 分钟，捞出后切成条状备用；党参、枸杞、山药、红枣、干荔枝、龙眼肉洗净，与猪肚一起放入锅中，加入适量清水，放入白胡椒、冰糖、盐用小火炖煮 2 小时即可食用。

用法：每日 1 剂，早晚各 1 次。20 天为 1 个疗程。

功效：补脾益气、固肾摄精。

人参莲肉汤

材料：人参 10 克，莲子 10 颗，冰糖 30 克。

做法：将人参、莲子放在碗内，加适量清水泡发，加入冰糖，然后将碗置蒸锅内，隔水蒸 1 小时。

用法：喝汤吃莲肉。人参可连续使用 3 次后食用。

功效：补气益脾。

党参黄羊肉汤

材料：黄羊肉 250 克，党参 50 克，盐、味精、料酒、姜丝、猪油、肉汤各适量。

做法：先将黄羊肉洗净，切成片；党参用水浸透后洗净切片；然后把猪油、姜丝、料酒、味精、盐、肉汤一起放入锅中，大火烧开后，放入黄羊肉、党参，改用小火煮至肉熟烂即成。

用法：每日 1 剂，可分次吃完。

功效：补中益气。

人参米酒

材料：人参 500 克，粳米 500 克，酒曲适量。

做法：先将人参研成末，粳米煮半熟并沥干，酒曲压细末，然后将人参、粳米、酒曲放在一起拌匀，装入坛内密封，周围用棉花或稻草保温，令其发酵，10 日后启封饮用。

用法：每次 20 毫升，每日 2 次。

功效：补中益气。

双参酒

材料：党参 40 克，人参 10 克，白酒 500 毫升。

做法：将前 2 味切成小段，放入容器中，加入白酒，密封，浸泡 7 天后，即可服用。

用法：每次服 10～15 毫升，每日早晚各服 1 次。温热空腹饮用，须坚持常服。

功用：健脾益气。

枸杞炖鲫鱼

材料：鲫鱼 750 克，枸杞 25 克，香菜 4 克，大葱 3 克，姜 3 克，料酒 2 克，盐 3 克，花生油 20 克。

做法：先将鲫鱼去鳞、鳃、内脏，洗净，在鱼身划斜刀花，放入开水锅中烫几分钟，捞出备用；将枸杞洗净，香菜切段，葱、姜洗净切丝。锅中倒油烧热后放入葱丝、姜丝煸炒，然后加入适量清水，放入料酒、盐、鲫鱼、枸杞，用大火烧开后，改用小火慢烧至酥烂，最后加入香菜。

用法：佐餐食用。

功效：健脾益气。

牛肉黄酒冻

材料：牛肉 1000 克，黄酒 250 克。

做法：先将牛肉洗净，切成小块，然后放入锅中，加适量清水，大火煮沸后用小火煮 1 小时，取肉汁 1 次；再加适量水煮 1 小时，再取肉汁 1 次，反复 4 次，合并肉汁，与牛肉一起煮 1 小时，最后加入黄酒煮片刻后，装入容器中，冷却后放入冰箱冷藏即成胶冻。

用法：随意食用。2 个月为 1 个疗程。

功效：补气养血。

当归党参鳝鱼汤

材料：鳝鱼 1 条，当归、党参各 20 克，葱、姜、盐各适量。

做法：将鳝鱼洗净，去头、骨、内脏，切成丝；当归、党参用纱布包扎，然后与鳝鱼一起放入锅中，加适量清水煮 1 小时，捞出药包，放入葱、姜、盐调味即可。

用法：分顿佐餐食用，喝汤吃鱼。1 个月为 1 个疗程。

功效：益气补血。

西洋参牛肉炖鸡爪

材料：西洋参 15 克，牛腿肉 250 克，鸡爪 6 对，生姜、陈皮、绍酒、盐各适量。

做法：先将西洋参切成片；牛腿肉切块；鸡爪放在开水中焯过，褪去外皮斩去趾尖。然后把牛腿肉，鸡爪、生姜、陈皮、绍酒、盐、西洋参一起放入炖盅中，加入适量清水，盖上盅盖，用湿毛巾把盅盖缝口封密，隔水炖 4 小时即成。

用法：佐餐食用。

功效：益气补肾。

保健常用的家庭滋阴养阴方

　　滋阴，又称做养阴、补阴是通过中药治疗阴虚证的方法。中医将人体内的精血和津液都归属于"阴"的范畴，所以阴虚就是指由于人体精血或者津液不足，不能滋润五脏六腑，不能抑制阳气而引起的一系列病理变化及证候，主要表现为腰膝酸软、夜间盗汗、失眠烦躁、头晕眼花、手足心热、口鼻干燥、干咳或痰中带血、皮肤干燥、大便干燥、尿少色黄等症状。大多数阴虚是由于劳损、久病、或者热病之后致使体内阴液消耗过度引起的。阴虚根据亏损的部位不同，也可以分为多种类型，主要有肺阴虚、心阴虚、肾阴虚、肝阴虚这几种。

　　肺阴虚　多是由于燥热之邪侵袭肺部；或者由于痰火在体内郁结伤及肺部；抑或是由于久咳损耗肺阴所致。主要表现为干咳无痰或者痰少而黏稠，口干咽燥，形体消瘦，五心烦热，盗汗等症状，在治疗上应以养阴清肺为原则。

　　心阴虚　多是由于久病体虚或者思虑过度，耗损心阴；或者是由于热邪灼伤心阴所导致的。主要表现为心悸不寐，虚烦盗汗，健忘多梦，手足心热，常伴有两颊发红、头晕目眩等虚火上炎的症状，在治疗上应以滋阴养血、补心安神为主。

　　肾阴虚　多由久病伤及肾脏，阴液耗损；或者是由于先天肾阴不足；抑或是房事过度导致的。主要症状为腰膝酸痛，头晕耳鸣，失眠多梦，五心烦热，潮热盗汗，遗精早泄，咽干颧红，在治疗上以滋阴降火为主。

　　肝阴虚　多是由于情绪失常导致肝脏疏泄失常，气血不调；或者由于热病之后，耗损肝阴；抑或是由于肾阴不足而导致肝的阴液亏虚所致。主要表现为头晕耳鸣，眼睛干涩，视物模糊，面部烘热，口干咽燥，五心烦热等症状，在治疗上应以滋阴养肝为主。

经典滋阴药食

天门冬：天门冬的根块是一味常用中药。中医认为，其性寒味苦，归肺、肾经，具有滋阴润燥、清肺降火的功效，主要用于治疗阴虚发热、咳嗽吐血、咽喉肿痛、消渴便秘以及血虚肺燥等病症。

玉竹：中医认为，玉竹性寒味甘，归肺、胃经，具有养阴润燥、除烦止渴等功效，主要用于治疗肺胃阴伤、燥热咳嗽、咽干口渴、内热消渴等证，是一味养阴生津的良药。

沙参：中医认为，沙参性微寒，味甘微苦，归肺、胃经，具有养阴清热、润肺化痰、益胃生津的功效。主要用于治疗阴虚久咳、燥咳痰少、虚热喉痹、津伤口渴等病症。

女贞子：女贞子是一味养阴的常用药。中医认为，女贞子性凉味甘苦，归肝、肾经，具有补肾滋阴、养肝明目的作用，可用于治疗肝肾阴虚引起的头晕目眩、须发早白、视物模糊、阴虚发热等症状。

百合：中医认为，百合性微寒，味甘微苦，归心、肺经，具有养阴润肺、清心安神的功效，主要用于治疗阴虚久咳、痰中带血、热病后期余热未消引起的虚烦惊悸、失眠多梦等病症。

石斛：中医认为，石斛性寒味甘淡微咸，归胃、肾、肺经，具有益胃生津、滋阴清热的功效。主要用于阴伤津亏、口干烦渴、食少干呕、病后虚热、视物昏暗模糊等症。

山萸肉：中医认为，其性平味甘酸，具有养肝肾、敛阴止汗的功效，主要用于肝肾阴虚所导致的腰膝酸软、眩晕耳鸣、阳痿遗精、小便频急、虚汗不止等症。

柏子仁：中医认为，柏子仁性平味甘，归心、肾、大肠经，具有养心安神、止汗润肠的功效，主要用于虚烦失眠、心悸怔忡、阴虚盗汗、肠燥便秘等症。

银耳：中医认为，银耳性平味甘淡，归肺、胃经，具有益气清肠、滋阴润肺的功效，主要用于治疗虚劳咳嗽、痰中带血、津少口渴、病后体虚、气短乏力等病症。

特荐对症偏方

樱桃银耳汤

材料：樱桃 100 克，水发银耳 1 朵，糖桂花 25 克，冰糖 50 克。

做法：将水发银耳去蒂，洗净，撕成小块；锅里加入适量清水，然后放入樱桃、银耳、冰糖，用大火烧沸，加入糖桂花用小火慢煨，待银耳熟烂时，即可出锅。

用法：每日 1 次。

功效：补中益气、滋阴养血。

玉竹沙参煲老鸭汤

材料：沙参 50 克，玉竹 30 克，老鸭 1 只，盐适量。

做法：先将老鸭洗净，切成块状；沙参、玉竹分别洗净；然后一起放入锅中，加适量清水，用小火煲煮 2 个小时，最后放入盐调味即可。

用法：吃肉喝汤。

功效：滋阴润肺、养胃生津。

山萸肉粥

材料：山萸肉 15 克，粳米 60 克，白糖适量。

做法：先将山萸肉洗净，去核，然后与粳米一起放入锅中，加适量清水煮粥，待粥将熟时，加入白糖，稍煮即成。

用法：早晚各食 1 次。

功效：补益肝肾、涩精敛汗。

西洋参麦冬汤

材料：玉竹、西洋参、莲子、黄芪、麦门冬各 10 克，红枣 2 颗。

做法：先将西洋参、麦门冬、黄芪、莲子、玉竹和红枣分别洗净，红枣去核。在锅中倒入适量清水并用大火烧开，然后放入所有材料，用大火再次煮沸后改用小火煲 1.5 小时，最后放入盐调味即可饮用。

用法：饮汤，每日 1 次。

功效：养阴补气、清心安神。

白芍石斛瘦肉汤

材料：猪瘦肉 250 克，白芍、石斛各 12 克，红枣 4 枚。

做法：猪瘦肉切块，白芍、石斛、红枣洗净；然后把全部材料一齐放入锅内，加清水适量，大火煎沸后，改用小火煮 1~2 小时即成。

用法：饮汤食肉。

功效：益胃养阴。

玉竹山药黄瓜汤

材料：黄瓜 100 克，山药、玉竹各 15 克，盐适量。

做法：将黄瓜洗净切块，山药洗净切片，然后将黄瓜、山药、玉竹一起放入锅里，加入适量清水，放入盐，先用大火煮沸，改用小火煮 30 分钟即可。

用法：喝汤，每天 1 次。

功效：滋阴润肺、补脾益胃。

西洋参女贞子炖鹌鹑

材料：西洋参 10 克，女贞子 30 克，鹌鹑 1 只。

做法：将鹌鹑宰杀去毛、内脏，然后与西洋参、女贞子一起放入炖盅中，加适量清水，隔水炖 3 小时即可。

用法：吃肉饮汤。

功效：养阴补肾。

茯苓红枣鲮鱼汤

材料：鲮鱼 2 条，茯苓 15 克，红枣 10 颗，料酒、姜片、葱段、盐、油各适量。

做法：将鲮鱼去掉内脏洗净，茯苓、红枣分别洗净，然后与鲮鱼一起放入锅中，加入适量清水，放入料酒、姜片、葱段，用大火煮沸后，改用小火煮至鱼肉熟烂，最后用油和盐调味即可。

用法：食鱼喝汤。

功效：益气养阴。

麦冬人参炖猪脑

材料：猪脑 1 副，人参 5 克，麦门冬、枸杞各 20 克，五味子 5 克，生姜、盐各适量。

做法：将猪脑和人参、麦冬、五味子、枸杞、生姜分别洗净后一起放入锅内，然后加适量清水，用小火炖 2 小时，最后加入盐调味即可。

用法：喝汤，频饮。

功效：养阴滋补。

百合生地鸡蛋汤

材料：鲜鸡蛋 3 个，百合 30 克，生地黄 15 克，蜂蜜适量。

做法：先将百合用清水浸出白沫，去水；生地黄洗净，与百合一起放入锅中，加适量清水，用大火煮沸后，再用小火煮 2 小时，然后把鸡蛋液搅匀倒入药液中，加入蜂蜜即可。

用法：早晚服用，每日 1 次。

功效：清心养肺，滋阴安神。

女贞黑芝麻汤

材料：女贞子 15 克，黑芝麻、桑葚子各 10 克。

做法：将以上药材一起放入锅中，加入适量清水，煎汁。

用法：早晚空腹温服，每日服 1 剂。

功效：滋补肝肾。

银耳香菇鸡肉汤

材料：鸡肉 100 克，银耳 50 克，干香菇 30 克，鲜韭黄 40 克，盐适量。

做法：先将银耳用清水浸泡 1 小时，去除杂质；干香菇浸泡洗净后切除菇蒂，并切成细条状；鸡肉洗净切丝；鲜韭黄洗净切段。将银耳、香菇、鸡肉、韭黄一起放进锅中用中火煮汤，最后加盐调味即可。

用法：每日 1 次，喝汤吃肉。

功效：滋阴润肺。

参麦茶

材料：沙参、麦门冬各 10 克，西洋参 2 克，蜂蜜适量。

做法：将沙参、麦冬、西洋参一起放入杯中，倒入沸水冲泡，滤汁，加蜂蜜调味。

用法：代茶饮。

功效：滋阴生津。

方小功大的家庭温阳补肾方

很多人有过这样的经历，在身体出现不适去看医生时，医生诊断说是肾虚，需要补肾。那么到底什么是肾虚，肾虚有哪些症状，怎样才能很好地补肾呢？

中医认为，肾虚就是指人体肾脏的精气、阴阳不足。肾虚的出现是一个长期积累的过程，而引起肾虚的原因有很多，如因房事过度、思虑过度、情绪忧郁，损伤了心脾；也可能是因惊恐过度伤及肾脏；亦或是饮食不当，造成营养缺乏等都可引起肾虚。本书主要介绍肾阴虚和肾阳虚两种类型。

肾阳虚 肾阳也就是肾脏的阳气，具有温养脏腑的作用，是人体阳气的根本。肾阳虚主要表现为腰膝酸痛，腰背部冷痛，怕寒怕冷，四肢发冷，伴有头晕目眩、精神萎靡不振、面色苍白或者黧黑；男性容易阳痿或早泄，女性容易宫寒不孕等症状。

肾阴虚 肾阴也就是肾脏的阴精，具有滋养脏腑的作用，为人体阴液的根本。肾阴虚主要表现为腰膝酸软，两腿无力，头晕耳鸣，夜间盗汗，睡眠不好，口干尿黄，烦躁不安，男性容易早泄、遗精等，女性则容易出现月经量少或者闭经等症状。

在治疗肾虚时，切不可以操之过急，急于求成，而是要根据不同的症状辨证分型，然后对症调补治疗。

所谓补肾，就是通过日常生活当中的饮食、药物、运动、按摩、针灸等一些列方法，改善人体肾虚的状态。由于肾虚有阴虚阳虚之分，因此在治疗上也就有温补肾阳、滋补肾阴、补益肾气、填补肾精等不同的方法和用药，所以在选择治疗偏方上也应有所针对，切不可滥用混用，比如肾阴虚会出现阴虚火旺的情况，就不适合再使用具有温热的壮阳药物；如果出现肾阳虚，就会出现怕冷畏寒的情况，这时就不能选择具有滋阴作用的药物。

经典温阳药食

肉苁蓉：肉苁蓉是一种药食两用的中药材。中医认为，肉苁蓉性温味甘咸，归肾、大肠经，具有补肾阳、益精血、润肠道的功效。现代医学证明，肉苁蓉含有多种氨基酸以及人体必须的微量元素，有增强抵抗力、抗疲劳的功效，特别是对人体的性功能有增强作用，对男性肾虚有极大的补益作用。

海参：在《本草从新》中记载："海参补肾益精，壮阳疗痿"，由此可见，海参是一种治疗肾虚的佳品。中医认为，海参性温味甘咸，归心、肾、大肠经，具有补肾益精、养血润燥的功效。另外，海参还具有提高记忆力、延缓性腺衰老、防止动脉硬化以及抗肿瘤等作用。

韭菜：中医认为，韭菜性温味辛，归肝、肾、胃经，具有补肾助阳、温中开胃、行气活血的功效，为助阳强身之佳品。韭菜中所含的挥发性精油、硫化物等成分有助于疏理肝气、增进食欲。

杜仲：杜仲是一种名贵的滋补中药。中医认为，其性温味甘，归肝、肾经，具有补益肝肾、强筋壮骨、固精安胎的功效，多用于治疗肾阳虚引起的腰腿酸软、疼痛。

羊肉：中医认为，羊肉性温味甘，归脾、肾经，具有益肾气、补体虚、助元阳、益精血、祛寒邪的功效，可辅助治疗肾虚腰痛、阳痿精衰、身体怕冷、病后体虚等一切虚状，特别适用于在冬季进食，因此被称为是冬令补品。

核桃仁：中医认为，核桃仁性温味甘，入肾、肺经，具有补肾固精、温肺定喘、通肠润便的功效，对于肾阳虚弱、肺肾不足、肺虚久咳有很好的疗效。

特荐对症偏方

（核桃仁鸡汤）

材料：公鸡1只，核桃仁100克，生姜、大葱、料酒、盐各适量。

做法：先将公鸡、核桃仁洗净备用；生姜切片，大葱切段。然后将所用食材一起放入锅中，加适量清水，先用大火煮沸后，改用小火煲 2 小时，最后放入盐调味即可食用。

用法：佐餐食用。

功效：温肾补阳。

枸杞肉苁蓉酒

材料：菊花、枸杞、巴戟天、肉苁蓉各 90 克，白酒 2000 毫升。

做法：将以上四味药材一起放入坛子里，然后倒入白酒，密封 7 天即可饮用。

用法：每日早晚各饮 15～20 毫升，空腹温服。15 天为 1 个疗程。

功效：滋阴助阳。

蜜汁羊肉

材料：羊肉 500 克，蜜糖、生地黄、当归、川断、牛膝各 20 克，黄芪 50 克。

做法：将羊肉、生地黄、当归、川断、牛膝、黄芪一起放入锅中，加适量清水，用小火煲两小时，取浓汁，然后去渣留肉，再加入蜜糖，熬成麦芽糖样，即可食用。

用法：饮汤食肉，可长期食用。

功效：温补肾阳。

壮腰补肾酒

材料：巴戟天 60 克，肉苁蓉、杜仲各 20 克，人参 25 克，蛤蚧 1 对，续断 30 克，骨碎补 15 克，冰糖 75 克，50°米酒 1000 毫升。

做法：将以上药材全部放入坛子中，然后倒入米酒密封，浸泡 1 个月，即可饮用。

用法：每次 10～20 毫升，每日 2 次，空腹温服。

功效：壮阳补肾。

锁阳羊肉粥

材料：锁阳 10 克，羊肉 100 克，粳米 100 克。

做法：将羊肉切细丝；锁阳洗净煎汁，去渣后，放入羊肉、粳米同煮为粥即可。

用法：佐餐食用。

功效：温阳补肾。

茴香猪腰子

材料：猪肾 90 克，小茴香 6 克。

做法：先将小茴香在热锅内炒片刻，待脆后研成细末；然后将猪肾撕去皮膜，洗净，用尖刀从侧面划一条长约 3 厘米的口子，塞入茴香末，并用细绳将开口处扎紧；在锅中倒入卤汁，放入猪肾，大火煮沸后改用小火煮 30 分钟，捞出切片装盘即成。

用法：佐餐食用。

功效：补肾阳、散寒湿。

韭菜青虾

材料：韭菜 100 克，青虾 250 克，黄酒、酱油、醋、姜丝、植物油各适量。

做法：将韭菜洗净切断；青虾洗净后放入锅中用植物油煸炒，再加入黄酒、酱油、醋、姜丝，最后放入韭菜炒熟即可。

用法：直接食用。

功效：温阳补肾。

羊肉海参汤

材料：海参 20 克，羊肉 100 克，姜、葱各 5 克，胡椒末、盐各适量。

做法：先将海参泡软，除去内脏，洗净后再用开水煮 10 分钟，然后同水一起倒入碗中泡 2 小时后切成片；羊肉洗净切成小块，放入锅中加入姜末葱段炖煮，将熟时放入海参煮 15 分钟，最后放入胡椒末、盐即可。

用法：食海参肉，饮汤。可连续食用。

功效：温肾助阳、补益精血。

荔枝树根猪肚

材料：荔枝树根 60 克，猪肚 1 个。

做法：先将荔枝树根洗净切段，猪肚切条，然后一起放入锅中，以两碗水炖成一碗水为宜，去渣即可。

用法：吃猪肚喝汤。

功效：补肾益精。

肉苁蓉鹿肾粥

材料：鹿肾 1 具，肉苁蓉 30 克，粳米 100 克，葱白、胡椒粉、盐各适量。

做法：先将鹿肾去除筋膜，冲洗干净切碎；肉苁蓉洗净切碎；粳米淘洗干净，放入锅中，加适量清水，煮至半熟时，放入鹿肾、肉苁蓉、葱白、胡椒粉、盐，煮至粥成即可。

用法：佐餐食用。

功效：补肾壮阳、益精填髓。

公鸡睾丸酒

材料：公鸡睾丸 2 个，黄酒适量。

做法：取新鲜公鸡睾丸洗净后直接泡在黄酒中 3 小时，再取出烤熟服用。

用法：隔日服 1 次，每次 2 个，连服 2 周。

功效：补肾益精。

芪枣羊骨粥

材料：羊骨 1000 克，黄芪 30 克，红枣 10 枚，粳米 100 克，盐适量。

做法：先将羊骨打碎，然后与黄芪、红枣一起放入锅中，加适量清水煎汤，取汁；将粳米放入汤汁中煮粥，粥成时，加入盐，稍煮即可。

用法：温热空腹食用，10 ～ 15 日为 1 个疗程。

功效：补肾强筋、健脾益气。

肉苁蓉羊肾汤

材料：肉苁蓉 30 克，羊肾 2 只，盐适量。

做法：先将羊肾切开洗净，挑去白色筋膜，然后与肉苁蓉一起放入锅中，加适量清水煮汤，熟时放入盐调味服食。

用法：当菜或者点心食用。

功效：补肾、益精、壮阳。

海参煲鸭汤

材料：海参 200 克，老鸭 1 只，盐适量。

做法：将鸭子、海参分别洗净，一起放入锅中，加适量清水炖煮，等到鸭肉熟后，放入盐调味即可。

用法：吃肉喝汤，佐餐食用。

功效：养肾阴、益肾阳。

冬虫夏草羊肉汤

材料：羊肉500克，冬虫夏草25克，山药75克，枸杞35克，蜜枣8颗，生姜6片，盐适量。

做法：将以上材料（除盐外）全部洗净，一起放入锅中，加适量清水，用小火慢煲1小时，最后放入盐调味食用。

用法：吃肉喝汤，每天1次。

功效：温补肝肾、益精壮阳。

山药羊肉粥

材料：鲜山药200克，羊肉、粳米各150克。

做法：先将山药去皮切成小块，羊肉去筋膜切块。将粳米下锅，加适量清水煮粥，待米开花时，先下羊肉，煮沸10分钟后，放入山药，煮至汤稠肉香即可。

用法：佐餐食用。

功效：益气温阳、健脾补肾。

醉虾

材料：虾600克，绍酒适量。

做法：将虾洗净，剪去头须，除净肚肠。再将虾与绍酒一同煮2分钟，根据自己喜好，适当加调味品。

用法：浸泡1小时后即可食用。

功效：壮阳益肾，补精通乳。

泥鳅虾汤

材料：泥鳅200克，虾30克，姜、盐、味精、淀粉各适量。

做法：将泥鳅用温水洗净，剖除内脏；虾洗净；姜洗净，切成丝。然后将泥鳅、虾一起放入锅中，大火煮汤，待煮熟后，放入姜丝、盐、味精，用淀粉勾芡即可。

用法：吃肉喝汤，每日1次。

功效：温阳补肾。